Fett-Tabelle

Dr. Inge Hofmann
Sonja Carlsson

Fett-Tabelle

Mehr Durchblick beim Einkaufen

Der Führer für die schlanke Linie und eine bessere Gesundheit

Mit Supertips gegen Fettfallen

Mosaik

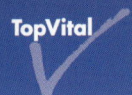

Inhalt

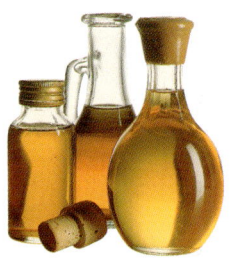

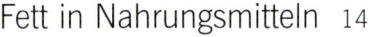

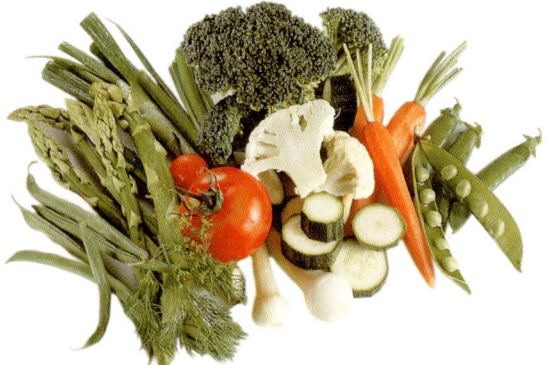

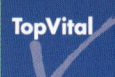

Macht Fett dick? 30

Tabellen 46

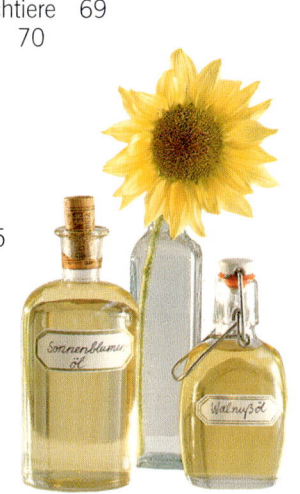

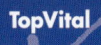

Fett und Gesundheit

Ohne Fett kein Leben

Für viele Menschen ist Fett der Inbegriff des Dickmachers, den es vom Teller zu verbannen gilt. Es stimmt zwar, daß fett wird, wer zuviel Fett ißt, doch das trifft ebenso auf die anderen Energieträger aus der Nahrung zu. Wer seinem Körper mehr Energie zuführt, als er verbraucht, bildet Fettpolster, unabhängig davon, ob dieses Plus an Energie aus Fett, Zucker, Eiweiß oder gar Alkohol stammt.

Fett und fettartige Substanzen sind jedoch ein unverzichtbarer Bestandteil der Ernährung. Der Körper braucht regelmäßig bestimmte im Fett enthaltene Fettsäuren, um gesund und vital zu bleiben. Aus Fettsäuren werden lebensnotwendige Biostoffe hergestellt. Daneben ist das Nahrungsfett ein wichtiger Energielieferant und transportiert die fettlöslichen Vitamine A, D, E und K aus dem Darm in den Blutkreislauf.

Fett als Energiequelle

Mit einem Energiegehalt von 38–39 kJ/g (9,1–9,3 kcal/g) liefert Fett doppelt so viel Energie wie dieselbe Menge Kohlenhydrate oder Eiweiß. Fett ist somit eine bedeutende Energiequelle, insbesondere für Menschen mit hohen körperlichen Leistungsanforderungen (z.B. Schwerstarbeiter, Extremsportler etc.). Da Fett durch die längere Verweildauer im Magen einen hohen Sättigungswert besitzt, sind solche Menschen von den Pausen zwischen den einzelnen Mahlzeiten unabhängiger. Der Fettkonsum hat in den Ländern mit hohem Lebensstandard ständig zugenommen und beträgt heute 40 Prozent und mehr der gesamten Energiezufur, was für Menschen mit wenig Bewegung eindeutig zuviel ist. Idealerweise sollte die Fettzufuhr 30 Prozent der Nahrungskalorien betragen. Zahlreiche Untersuchungen belegen, daß ein zu hoher Fettkonsum nachteilige gesundheitliche Folgen hat:

● Herz, Kreislauf, Gelenke und Bewegungsapparat werden stark beansprucht.
● Übergewichtige neigen dreimal häufiger zu Bluthochdruck als Normalgewichtige. Dadurch steigt das Risiko für Herzinfarkt und Schlaganfall.
● Übergewichtige sind dreimal häufiger zuckerkrank.

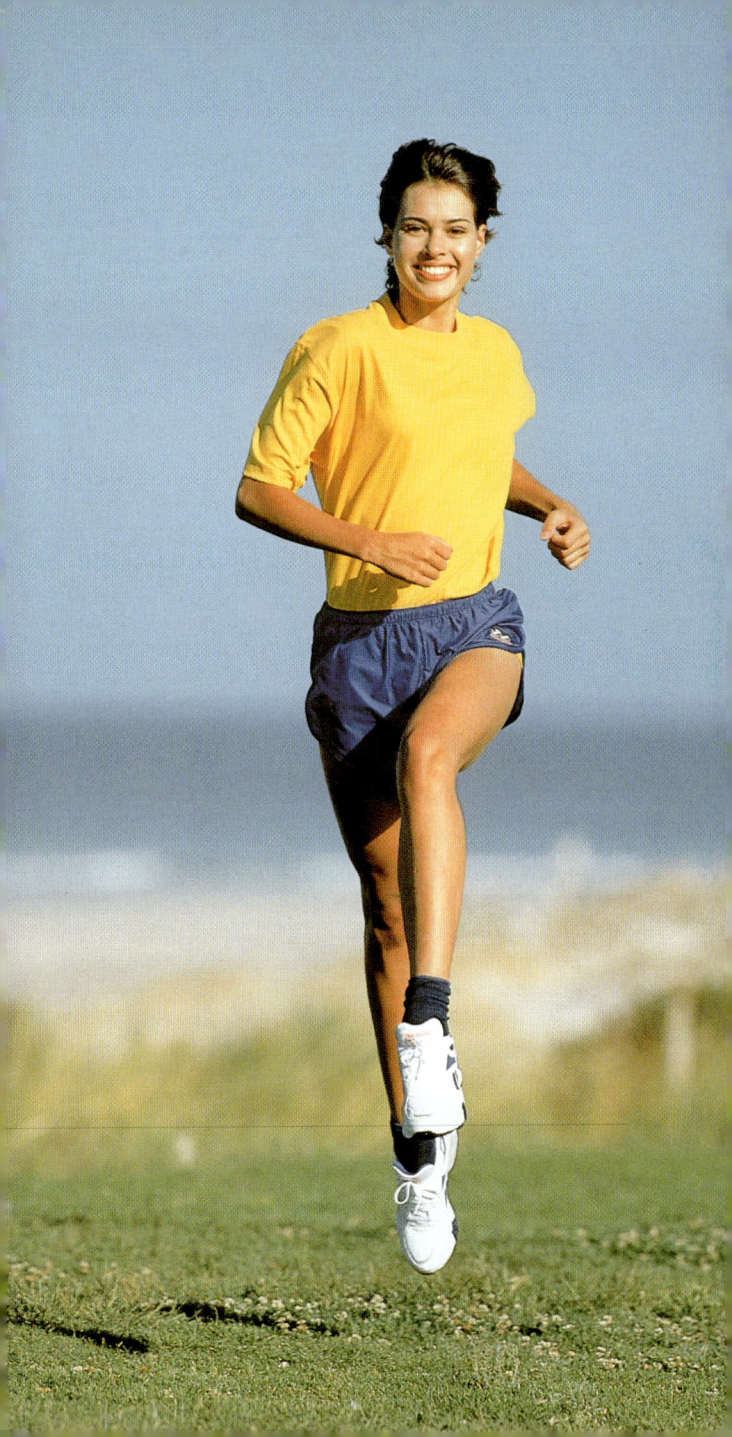

● Stark übergewichtige Frauen bekommen wesentlich häufiger Brust-, Gebärmutter- und Gallenblasenkrebs.
● Menschen mit 40 Prozent Übergewicht sterben häufiger an Darm- und Prostatakrebs.

Bei Energieüberschuß in der Nahrung legt der Körper Fettdepots an. Diese dienen als Energiereserven für »Notzeiten«. Insbesondere in der Bauchhöhle und unter der Haut können größere Fettpolster gespeichert werden, deren Energie bei Bedarf wieder mobilisiert werden kann. Normalgewichtige Menschen bestehen zu etwa 15 Prozent ihres Gewichts aus Fett. Diese Menge würde für ein etwa einmonatiges Hungern ausreichen.
In der speziellen Form des Organfetts werden manche Organe (z.B. Nieren, Leber) von Fett eingehüllt und so auf ihre Position im Körper fixiert. Werden bei exzessivem Hungern solche Organfette abgebaut, kann dies lebensgefährliche Folgen haben.
Im menschlichen Körper wird die Fettverdauung durch das Enzym Lipase bewirkt. Es wird von der Bauchspeicheldrüse ausgeschüttet und spaltet die durch den Gallensaft emulgierten Fette in Glyzerin und Fettsäure. Dieser Vorgang findet teils im Magen, teils im Dünndarm statt. Von dort aus gelangen die Fettsäuren dann entweder direkt in den Blutkreislauf oder in den Lymphstrom. Im Körper werden die Fettbausteine entweder zu neuen Biomolekülen umgebaut, im Fettgewebe gespeichert oder in der Muskulatur zur Energiegewinnung verbrannt.

Fett als Nervennahrung

Der Gehalt an Fettsubstanzen im zentralen Nervensystem sowie in den Nervengeweben ist auffallend hoch (etwa 40 Prozent des Trockengewichts). Sie erfüllen dort wichtige Funktionen und tragen entscheidend zum seelischen Wohlbefinden eines Menschen bei. Auch bei Nahrungsmangel wird nicht auf die Nervenfettgewebe zur Energiegewinnung zurückgegriffen. Dieses Hirn- und Nervenfett besteht hauptsächlich aus Omega-3-Fettsäuren.

Fett als Jungbrunnen

Aus den Fettsäuren der Nahrung werden wichtige Hormone, Vitamine und Botenstoffe des Immunsystems gebildet. Ferner sind Fette wesentliche

Bausteine der Membranen aller lebender Zellen. Fette sorgen in Verknüpfung mit anderen weiteren Bausteinen für den Informationsfluß von Zelle zu Zelle.

Spezielle Fettsäuren (ein- oder mehrfach ungesättigte Fettsäuren) sind Bestandteile der Haut, machen sie geschmeidig und verhindern ihr Austrocknen. Menschen, die zu wenig Fett oder das falsche Fett essen, sehen schneller alt und grau aus.

✓ Ernährungstips: So dosieren Sie Ihr Fett richtig

● Fette sind Lieferanten wichtiger Biostoffe für den Körper. Ein völliger Verzicht auf Fett schadet der Gesundheit.

● Fette enthalten sehr viel Energie. Ihr Anteil an den täglichen Gesamtkalorien sollte daher 30 Prozent nicht überschreiten.

● Der Bedarf an Fett sollte überwiegend aus Pflanzen- und Fischfett gedeckt werden. Tierische Fette sollten sparsam verzehrt werden.

● Während die Fettzufuhr in Form von weitgehend natürlichen Produkten meist gut kontrollierbar ist, treiben oft die »versteckten« Fette die Kalorienbilanz in die Höhe.

Sie stecken in Fleisch- und Wurstwaren, Gebäck, Süßigkeiten, Knabbererzeugnissen, Feinkostsalaten etc. Solche Produkte darf man daher nur sparsam verwenden.

● Gewöhnen Sie sich fettsparende Zubereitungsmethoden an: Dünsten oder dämpfen Sie Gemüse, Fleisch oder Fisch mit einem Minimum an Fett, und verwenden Sie hierzu beschichtete Pfannen oder Töpfe, die kein Extra-Fett brauchen.

● Zum Überbacken brauchen Sie praktisch kein zusätzliches Fett. Gemüse, Fleisch oder Fisch garen unter einer Haube aus Käse, Semmelbröseln oder einer leichten Sauce schonend und fettarm.

● Ein Pürierstab ersetzt die fetthaltige Mehlschwitze und Sahne. Kleingeschnittenes und gedünstetes Gemüse läßt sich zu einer cremigen Sauce oder Suppe pürieren, die dann mit etwas Crème fraîche oder Sauerrahm abgerundet werden kann.

● Fettgebackenes sollte man immer auf ein paar Lagen Küchenpapier abtropfen lassen.

● Statt in der Pfanne kann Fleisch, Fisch und Gemüse auch fettsparend unter dem Grill gegart werden.

● Achten Sie bei tierischen Lebensmitteln immer auf den Fettgehalt. Der Unterschied zwischen fettarm und fett-

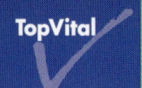

reich ist vor allem bei Fertig- und Halbfertigprodukten nicht ohne weiteres erkennbar. Die folgende Auflistung über die handelsüblichen Fettstufen wichtiger tierischer Produkte soll einen kurzen Überblick geben.

Fettstufen

➡ Milch/Milchprodukte

Handelsübliche Kuhmilch: Vollmilch enthält 3,5 Prozent Fett, fettarme Milch (teilentrahmte Milch) von 1,5 bis 1,8 Prozent Fett und Magermilch weniger als 0,3 Prozent. Vollmilch mit der Bezeichnung »mit natürlichem Fettgehalt« kann auch mehr als 3,5 Prozent Fett enthal-

ten, zumeist etwa 4 Prozent. Besonders bei Sauermilchprodukten (z.B. Dickmilch, Kefir, Joghurt etc.) sollte man auf den Fettgehalt achten (siehe Kasten auf dieser Seite).

➡ Käse

Der Fettgehalt entscheidet über Geschmack und Kaloriengehalt eines Käses. Je mehr Fett ein Käse enthält, desto besser schmeckt er, desto höher ist aber auch sein Nährwert. Nach der Käseverordnung wird der Fettgehalt auf der Basis der Trockenmasse (= Käse ohne Wasser) berechnet (= Fett i.Tr.) Diese Berechnung ermöglicht einen objektiven Vergleich der einzelnen Käsesorten. Der absolute Fettgehalt ist nämlich leicht manipulierbar.

Grob geschätzt beträgt der absolute Fettanteil im allgemeinen etwa die Hälfte des angegebenen Fettgehalts in der Trockenmasse. Lassen Sie sich hier nicht durch geschickte Werbung irreführen! Steht z.B. auf der Verpackung eines Edamers 15 Prozent Fett absolut, so entspricht das einem Fettgehalt i.Tr. von 30 Prozent und damit einer Dreiviertelfettstufe. Für eine kalorienbewußte Ernährung sollten Käsesorten aus den Kategorien Mager-, Viertelfett- und Halb-

---

Sauermilchprodukte

Sahne- oder Rahmprodukt: mindestens 10 Prozent Fett

Produkt mit natürlichem oder naturbelassenem Fettgehalt: 3,7 bis 3,9 Prozent Fett

Vollmilchprodukt: 3,5 Prozent Fett

fettarmes Produkt: 1,5 bis 1,8 Prozent Fett

entrahmtes Produkt: unter 0,3 Prozent Fett

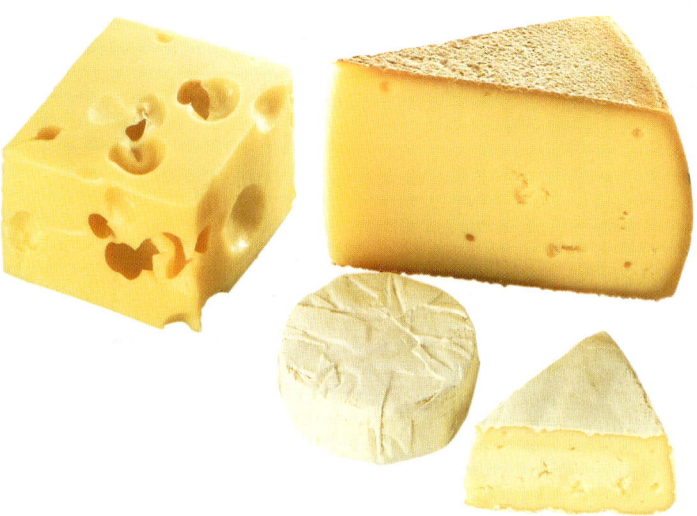

fettstufe bevorzugt werden. Am kalorienärmsten (und auch preiswertesten) ist Sauermilchkäse.

➡ Wurst

In kaum einem Lebensmittel läßt sich Fett so gut verstekken wie in der Wurst. Der Fettgehalt ist für den Verbraucher äußerlich kaum erkennbar. Den höchsten Fettgehalt haben in der Regel Dauer- und Schmierwürste.

Es gibt ferner keine Kennzeichnungspflicht für den Fettgehalt einer Wurst. Aufgrund einer freiwilligen Vereinbarung tragen abgepackte Wurstwaren eine Angabe der Fettgehaltsstufe. Auch in Metzgereien informieren oft

Fettgehaltstufen von Käse in Prozent Fett in der Trockenmasse:

Doppelrahmstufe	60–85
Rahmstufe	50–59
Vollfettstufe	45–49,9
Fettstufe	40–44,9
Dreiviertelfettstufe	30–39,9
Halbfettstufe	20–29,9
Viertelfettstufe	10–19,9
Magerstufe	0– 9,9

Tafeln über den Fettgehalt der angebotenen Wurstsorten. Achten Sie darauf oder fragen Sie nach.

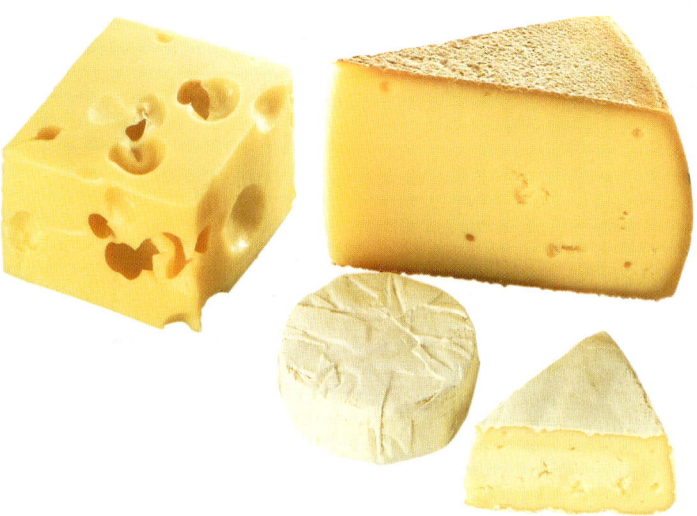

➡ Fisch

Fisch kann man in Mager- und mittelfette Fische sowie in Fettfische einteilen:

Magerfische
(Fettgehalt unter 1 Prozent):
z.B. Hecht, Kabeljau, Lengfisch, Schellfisch, Schleie, Seelachs, Zander

Mittelfette Fische
(Fettgehalt unter 10 Prozent):
z.B. Forelle (Bachforelle, Regenbogenforelle), Heilbutt, Karpfen, Katfisch, Rotbarsch, Seezunge

Fettfische
(Fettgehalt über 10 Prozent):
z. B. Aal, Hering, Lachs, Makrele, Sardine sowie verschiedene Thunfische

Sehr fettreich sind immer aus Fisch hergestellte Delikatessen.

➡ Fleisch

Fett ist im Fleisch meist leicht zu erkennen. Es befindet sich zwischen den Muskelsträngen als Depotfett oder ist, erkennbar als Marmorierung, zwischen den Muskelfasern fein verteilt. Größere Fettansammlungen befinden sich oft unter der Haut (z. B. Speckschichten beim Schwein).
Der Fettgehalt der unterschiedlichen Teile des Tierkörpers ist unterschiedlich hoch

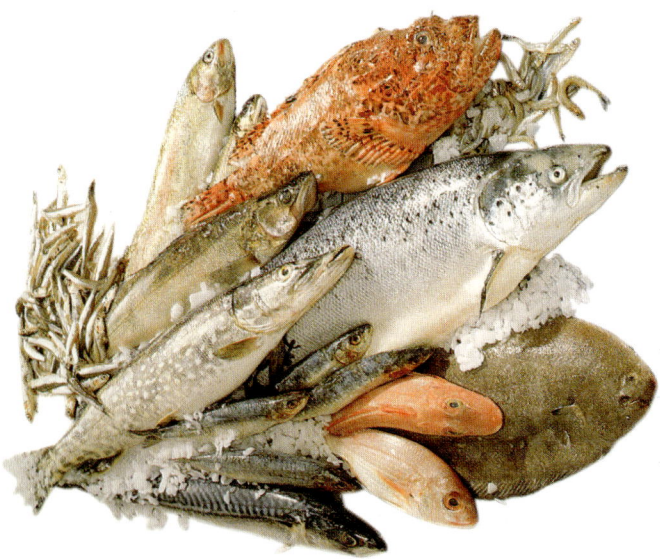

und kann zwischen 4 und 46 Prozent variieren. Fettarme Fleischstücke sind insbesondere Schnitzel, Lende und Filet.
Sehr fettreich sind immer aus Fleisch hergestellte Delikatessen.

Fritieren – mäßig, aber richtig!

Fritierte Speisen erfreuen sich wegen ihres aromatischen Geschmacks großer Beliebtheit. Leider sind derartige Speisen nicht gerade gesund. Zu kaltes Fritierfett führt zum starken Aufsaugen des Fettes durch das Fritiergut, überhitztes Fett zum schnellen Verderb.

Durch die hohe Temperatur von 180 °C wird das Fett zersetzt. Außerdem reagiert das erhitzte Fett unkontrollierbar mit Rückständen des Fritierguts. Dadurch entstehen gesundheitsschädliche Verbindungen. Beim Fritieren sollte daher ein Überhitzen des Fettes (mehr als 180 °C) vermieden und auf Anzeichen von Fettverderb geachtet werden: Rauchentwicklung schon bei 170 °C (frische Fette rauchen erst bei 240 °C), kratzender, bitterer Geschmack des Fettes sowie ein Dunkelwerden und fein verteilte Kohleteilchen.

Nach Gebrauch sollte man das Fett mit einem Haarsieb von verkohlten Teilchen befreien. Ein Nachfüllen mit frischem Fett verhindert den Verderb nicht, sondern beschleunigt im Gegenteil den Verderb des frischen Fettes. Nach etwa viermaligem Gebrauch sollte das Fett komplett ausgewechselt werden. Übrigens: Durch Fritieren läßt sich der Fettgehalt eines Nahrungsmittels auf das Zwei- bis Dreifache erhöhen.

Ernährungstips: So essen Sie fettarm

● Meiden Sie gebundene oder legierte Suppen, sie enthalten meist mehr Fett als klare Suppen.
● Schneiden Sie sichtbare Fettränder an Fisch und Fleisch ab, und lassen Sie die fette Haut bei Geflügel auf dem Teller zurück.
● Verzichten Sie auf Saucen oder lassen Sie sie extra reichen, so daß Sie gut portionieren können.
● Meiden Sie Aufläufe, sie sind meist wahre Fettbomben.

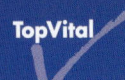

Fett in Nahrungsmitteln

Gesättigte und ungesättigte Fettsäuren

Fett kommt in Pflanzen und Tieren in unterschiedlichen Mengen als Bestandteil aller Zellen und als Energiereserve vor. Je nach Herkunft ist es anders zusammengesetzt und unterscheidet sich auch in der gesundheitlichen Wirkung auf den Menschen. Speisefette werden aus Pflanzen und aus Tieren gewonnen. Nach den Arten der in einem Fett enthaltenen Fettsäuren unterscheidet man gesättigte, einfach und mehrfach ungesättigte Fettsäuren. Tierische Fette enthalten überwiegend gesättigte Fettsäuren und sind bei Raumtemperatur fest. Pflanzen- und Fischfette sind überwiegend ungesättigt und flüssig.

Doch nicht nur die Menge des aufgenommenen Fetts ist ein Gesundheitsfaktor, sondern auch die Art des Fettes. Nahrungsfette bestehen chemisch aus Glyzerin und jeweils aus drei Fettsäuren. Während der Glyzerinanteil immer gleich ist, bestimmt die Art der Fettsäure den Wert eines Fettes. Nach dem chemischen Bauplan unterscheidet man:

➡ Gesättigte Fettsäuren
Sie kommen hauptsächlich in tierischen Fetten (z.B. Butter, Schmalz, Talg), aber auch in manchen pflanzlichen Fetten (z.B. Kokosfett) vor. Sie sind nicht lebensnotwendig und können im Körper gebildet werden.

➡ Ungesättigte Fettsäuren
Hier unterscheidet man zwischen
● einfach ungesättigten Fettsäuren (z.B. in Olivenöl, Erdnußöl, Rüböl enthalten),
● zweifach ungesättigten Fettsäuren (z.B. in Pflanzenölen wie Sonnenblumenöl, Sojaöl, Maisöl, Saffloröl enthalten) und
● mehrfach ungesättigten Fettsäuren (z.B. in Fischölen, Leinöl, Walnußöl enthalten).

Unter den zwei- und mehrfach ungesättigten Fettsäuren unterscheidet man ebenfalls nach dem chemischen Bauplan zwischen
● Omega-3- und
● Omega-6-Fettsäuren.
Im Fischfett überwiegen Omega-3-Fettsäuren, im Pflanzenfett Omega-6-Fettsäuren. In der Ernährung sollte ein Gleichgewicht beider Arten vorliegen, da sie verschiedene wichtige Aufgaben erfüllen.

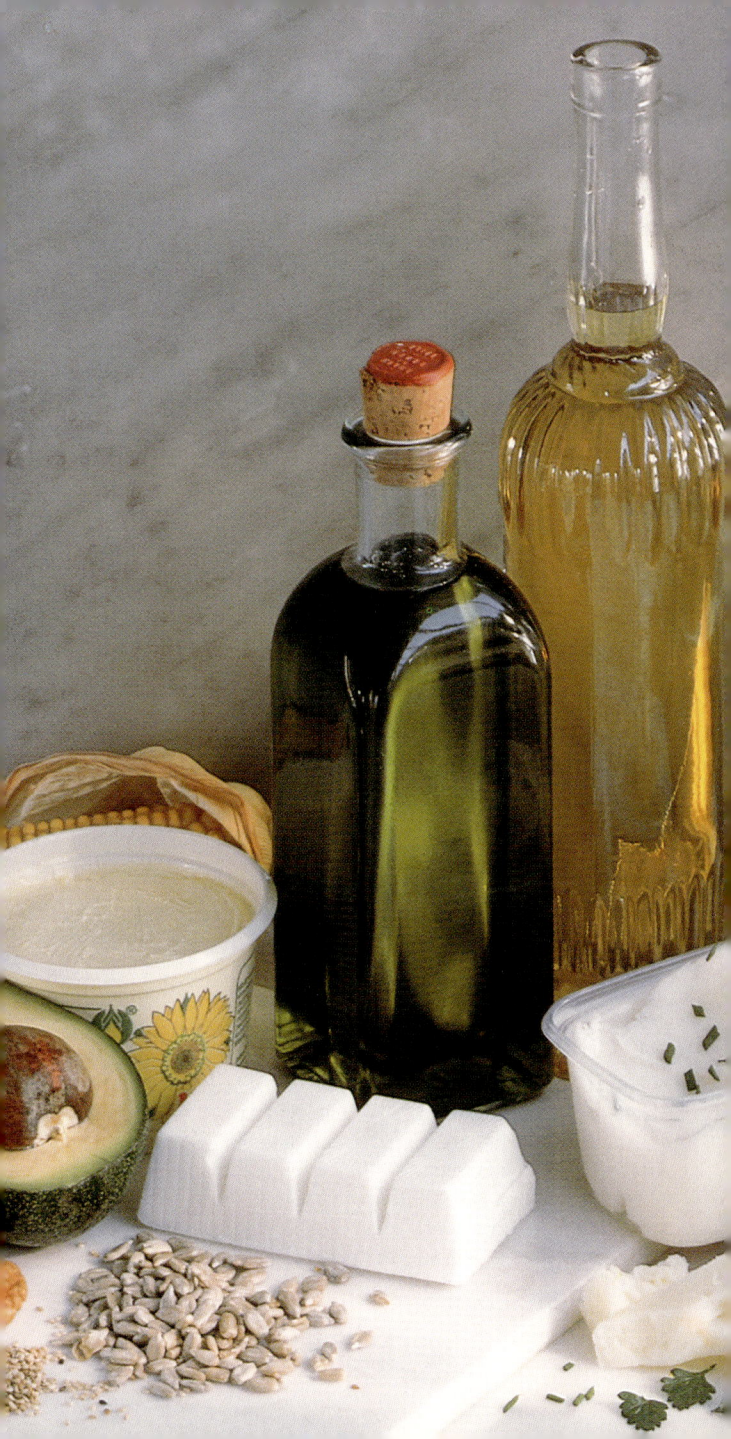

Im Gegensatz zu den gesättigten Fettsäuren kann der Körper mehrfach ungesättigte Fettsäuren gar nicht oder nur unter bestimmten Umständen und dann nur in sehr geringen Mengen selbst herstellen. Diese »essentiellen Fettsäuren« müssen daher mit der Nahrung aufgenommen werden. Zu den wichtigen essentiellen Fettsäuren, die vom Körper überhaupt nicht hergestellt werden können, gehören aus der Gruppe der Omega-6-Fettsäuren die Linolsäure sowie die Arachidonsäure und aus der Gruppe der Omega-3-Fettsäuren die Linolensäure und die Eicosapentaensäure. Aus ihnen stellt der Körper weitere ungesättigte Fettsäuren her. Fehlen sie in der Nahrung, so treten Mangelerscheinungen auf. Bei einer ausgewogenen Ernährung ist eine externe Zufuhr in Form von Kapseln nicht erforderlich.

Während Pflanzenöle und Fischfett chemisch sehr lange Gebilde sind, kommen im Milchfett hauptsächlich kurz- und mittelkettige Fettsäuren vor. Sie werden vom Körper besonders rasch aufgenommen und eignen sich zur Diät bei Fettstoffwechselstörungen.

Nach neuesten Erkenntnissen der Fettforscher sollten in einer gesunden Kost die einfach ungesättigten Fettsäuren etwa die Hälfte, die mehrfach ungesättigten und die gesättigten Fettsäuren jeweils ein Viertel betragen. Unter den mehrfach ungesättigten Fettsäuren sollten die Omega-6-Fettsäuren zwei Drittel, die Omega-3-Fettsäuren ein Drittel betragen. Die nebenstehende »Fettpyramide« gibt Ihnen eine Übersicht.

✓ **Ernährungstips:
So essen Sie sich gesund**

● Essen Sie täglich Salat, den Sie immer mit Pflanzenöl anmachen sollten. Ideal hierfür eignet sich Olivenöl oder Rapsöl. Sollten Sie diese Öle wegen des Eigengeschmacks ablehnen, so mischen Sie sie mit anderen Pflanzenölen, deren Geschmack Sie mögen, z.B. Sesamöl oder Walnußöl.
● Essen Sie zweimal pro Woche fetten Fisch.
● Achten Sie beim Fischkauf auf frei lebende Fische und meiden Sie Tiere aus Fischfarmen. Eine vergleichende Untersuchung an Aalen, Forellen und Lachsen ergab signifikant niedrigere Konzentrationen an Omega-3-Fettsäuren bei den Tieren aus der Zucht. Den Tieren aus Fischfarmen fehlen nämlich die

Die Fettpyramide

oxidierte Fette, Transfettsäuren
hocherhitzte Fette, Pommes, Chips, Burger, süße Brotaufstrichcremes

gesättigte Fettsäuren
Kokosfett, Butter, Schmalz, Talg

mehrfach ungesättigte Fettsäuren

Omega-3-Fettsäuren
Fischöle (Lachs, Hering, Makrele, Sardine), Leinöl, Walnußöl

Omega-6-Fettsäuren
Sonnenblumenöl, Distelöl, Sojaöl, Pflanzenmargarine

einfach ungesättigte Fettsäuren
Olivenöl, Erdnußöl, Rapsöl, Rüböl

natürlichen Nahrungsquellen für Omega-3-Fettsäuren.

● Auch das Fettsäuremuster im Eidotter eines Hühnereies hängt von der Fettsäurezusammensetzung im Futter ab. Werden Hühner mit freiem Auslauf aufgezogen, enthält ihr Futter in der Regel viel frisches Gras und verschiedene Samen. Dadurch weisen die Dotter ihrer Eier etwa zehnmal mehr wertvolle Omega-3-Fettsäuren auf als die von Hühnern aus der Legebatterie.

● Fette mit einem hohen Gehalt an ungesättigten Fettsäuren werden beim Erhitzen zerstört und in Zersetzungsprodukte mit möglicherweise gesundheitlich bedenklichen Wirkungen umgewandelt. Verwenden Sie daher zum Erhitzen nur Fette mit einem relativ hohen Gehalt an gesättigten Fettsäuren wie Palmöle oder Kokosfett. Schränken Sie generell den Konsum von erhitzten Fetten, insbesondere bei fritierten Speisen, ein. Diese stellen nicht nur wahre Kalorienbomben dar, sondern sie enthalten auch im Vergleich zu anderen zubereiteten Speisen in erheblichem Maße gesund-

heitsschädliche Zersetzungsprodukte (oxidierte Fettsäuren, Transfettsäuren).

● Öle verderben zuerst am Verschluß. Wischen Sie daher Ölreste nach Gebrauch vom Flaschenhals ab.

● Kaufen Sie nur naturbelassene, kaltgepreßte Öle, die Sie kühl lagern und rasch verbrauchen. Kaltgepreßte Öle sind sehr wertvoll, da sie schonend gewonnen wurden und keine Stoffe enthalten, die Geschmack, Geruch und Aussehen beeinträchtigen. Sie besitzen den typischen Geschmack der Herkunftspflanze.

● Achten Sie bei kaltgepreßten Ölen auf die Herkunft aus schadstoffkontrollierter Herstellung.

● Achten Sie bei Margarine auf Qualität, und greifen Sie zu Produkten, die nicht gehärtet und nicht umgeestert sind. Wissenschaftler raten zum Verzehr kleiner Mengen der naturnäheren Butter statt großer Mengen Margarine.

● Schränken Sie den Verzehr von gesättigten Fettsäuren auf ein Minimum ein, und versuchen Sie, Transfettsäuren oder oxidierte Fettsäuren ganz aus Ihrer Ernährung zu verbannen.

Pflanzliche Fette und Pflanzenöle

Sie sind als Reserve- und Nährstoff in vielen Samen und bei einigen Pflanzen auch im Fruchtfleisch (Olive, Avocado) enthalten. Pflanzliche Fette sind mit Ausnahme von Kokos- und Palmkernfett sowie Kakaobutter flüssig. Wichtige Fettlieferanten sind Mandeln, Sesam, Sonnenblumen, Walnuß, Hanf, Raps, Senf, Distel, Erdnuß und Mais.

Zur Fettgewinnung werden die fetthaltigen Pflanzen zunächst zerkleinert und unter Anwendung von Wärme ausgepreßt, dann mit einem Lösungsmittel extrahiert. Anschließend werden die so gewonnenen Rohöle noch weiter bearbeitet (raffiniert), um unerwünschte Substanzen wie Schleim-, Farb- oder flüchtige Aromastoffe zu entfernen. Mit entfernt werden dabei auch Lecithin und Vitamine, aber auch Umweltgifte. Ein sehr schonendes Verfahren ist das Auspressen von Pflanzenöl ohne Wärmeanwendung, das sogenannte »Kaltpressen«. So bleiben die wertvollen Fettsäuren und andere Inhaltsstoffe im Öl erhalten.

Raffinieren zum Beseitigen von Umweltgiften

Beim Raffinieren wird ein Großteil der Umweltgifte entfernt, so z.B. Insektizide oder Pestizide. So wurden etwa in kaltgepreßtem Olivenöl bis zu 6,0 Mikrogramm pro Kilogramm krebserzeugendes 3,4-Benzpyren gefunden, während raffiniertes Öl nur rund 0,32 bis 1,19 Mikrogramm pro Kilogramm enthielt.

✓ **Tips: Einkauf von Pflanzenölen**

● Kaltgepreßte Öle sind die am wenigsten durch Technik beeinflußten und somit wertvollsten Produkte, die einen natürlichen Gehalt an ungesättigten Fettsäuren und Vitaminen enthalten. Ihre Nachteile sind eine geringe Haltbarkeit, ein hoher Preis und ein oft stark spürbarer Eigengeschmack der Ausgangspflanze. Nicht jedes Öl eignet sich zur Kaltpressung.
● Keimöle, die aus Keimlingen gewonnen werden, sind unter ernährungsphysiologischen Gesichtspunkten die wertvollsten Öle. Sie enthalten sehr viel Vitamin E und reichlich mehrfach ungesättigte Fettsäuren. Sie sind sehr sauerstoffempfindlich und sollten

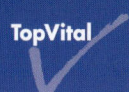
rasch verbraucht werden. Wertvolle Keimöle sind Weizenkeimöl und Maiskeimöl.

● Kaufen Sie insbesondere Olivenöl nur bei einem Händler Ihres Vertrauens, und seien Sie bei »Billigangeboten« besonders vorsichtig. Wegen seines hohen Preises wird dieses Öl besonders oft mit anderen billigeren Ölen verfälscht.

Tierische Fette, Butter, Margarine

Das Fett von Tieren – Landtieren, Fischen – wird ebenfalls isoliert. Verbrauchsfertig abgepackt ist es im Handel erhältlich. Aus dem Bauchfett von Schweinen, Gänsen und Enten gewinnt man Schmalz, aus dem Depotfett von Rindern und Hammeln Talg, und Fischöle dienen als Grundstoff für die Margarineherstellung.

➡ Butter

Aus gesäuerter oder süßer Sahne der Kuhmilch wird gegebenenfalls unter Zusatz von speziellen Bakterienkulturen, Wasser und Kochsalz ein plastisches Gemisch, die Butter gewonnen. Butter muß mindestens 82 Prozent Milchfett und darf höchstens 16 Prozent Wasser enthalten. Je nach Qualität unterschei-

---

Olivenöl

Nach dem Olivenölabkommen von 1979 unterscheidet man folgende Sorten von Olivenöl:

● **Jungfernöl (olio vergine):** Öl, das ohne Pressung aus den Oliven heraustritt; höchste Qualitätsklasse
● **Natives Öl:** Dieses Öl wird durch die erste Kaltpressung gewonnen und darf nicht durch Lösungsmittelextraktion gewonnen sein. Jungfernöl und natives Öl sind von schwach grüner Farbe, enthalten kaum freie Fettsäuren und besitzen einen eigenartigen fruchtigen Geschmack. Native Olivenöle sind nicht raffiniert, sondern nur gereinigt und gefiltert.
● **Raffiniertes Öl:** Dieses Öl wurde durch eine zweite oder folgende Pressung gewonnen und einer weiteren Behandlung, z.B. Entschleimung, Entsäuerung, Haltbarmachung etc., unterzogen. Als reines Olivenöl darf jedes zum Genuß geeignete Olivenöl bezeichnet werden. Insbesondere sind unter dieser Bezeichnung Mischungen von raffiniertem und nativem Öl im Handel. Meist enthalten solche Mischungen etwa 15 Prozent natives Olivenöl.

det man als höchste Stufe »Deutsche Markenbutter« (zu ihrer Herstellung sind nur ausgewählte Betriebe berechtigt) und als nächste Kategorie die »Deutsche Molkereibutter«. Diese wird nicht in Molkereien, sondern direkt im Milcherzeugerbetrieb hergestellt.

Butterzubereitungen sind ausschließlich Mischungen von Butter mit geschmacksgebenden Zutaten wie Sardellen, Lachs, Nüssen, Knoblauch oder Kräutern bzw. Gewürzen.

→ Margarine

Margarine ist ein butterähnliches Streichfett, dessen Fettanteil weitgehend bzw. ausschließlich aus Fetten pflanzlicher oder tierischer Herkunft besteht. Um dem Fett die gewünschten Eigenschaften zu geben, wird das Ausgangsöl verschiedenen chemischen Verfahren wie z.B. Härtung oder Umesterung unterworfen. Weitere Inhaltsstoffe sind Milch oder Wasser, Emulgatoren, Kochsalz, Aroma-, Farb- und Konservierungsstoffe. Der Fettgehalt normaler Margarine beträgt mindestens 80 Prozent.

Pflanzenmargarine

Der Fettanteil muß zu mindestens 97 Prozent aus pflanzlichen Fetten bestehen. Mindestens 15 Prozent der Fettsäuren müssen auf die ernährungsphysiologisch äußerst wichtige Linolsäure entfallen. Sie ist in aller Regel mit den Vitaminen D, A und E angereichert.

Diätmargarine

Diese spezielle Form der Margarine unterliegt der Diätverordnung. Die gängigsten Sorten sind:

Natriumarme Margarine

Sie darf nicht mehr als 120 mg Natrium pro 100 g Margarine enthalten.

Streng natriumarme Margarine

Sie darf nicht mehr als 40 mg Natrium pro 100 g Margarine enthalten.

Reform-Margarine

Als Rohstoffe werden Kokos- und Palmkernfett sowie linolsäurereiche Pflanzenöle bevorzugt. Tierische und hydrierte Fette werden nicht verwendet.

Halbfettmargarine

Hierbei wurde Fett gegen Wasser ausgetauscht. Sie enthält nur einen Fettanteil von 39 bis 41 Prozent. Da Halbfettmargarine einen hohen Wasseranteil enthält, ist sie zum Backen, Braten und Kochen ungeeignet.

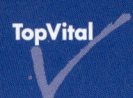

Fettbegleitstoffe

Drei wichtige Substanzen, die nur in fetthaltigen Nahrungsmitteln vorkommen, sind das Cholesterin, die Phytosterine und das Lecithin, daneben noch die fettlöslichen Vitamine A, D, K und E.

➡ Cholesterin

Cholesterin kommt ausschließlich in fetthaltigen tierischen Lebensmitteln vor. Diese Substanz ist in den letzten Jahren sehr in Verruf geraten, weil sie in den Zusammenhang mit einem erhöhten Risiko für Herz-, Kreislauf- und Gefäßerkrankungen gebracht wird. Für sehr hohe Cholesterinspiegel ist dies auch zutreffend, doch ein Zusammenhang zwischen der Höhe des Cholesterinspiegels, dem Nahrungscholesterin und Herzerkrankungen ist wissenschaftlich nicht gesichert. Nach neueren Erkenntnissen ist für die Höhe des Blutcholesterinspiegels nicht so sehr der absolute Cholesteringehalt der Ernährung, sondern vielmehr das Muster der aufgenommenen Fettsäuren verantwortlich.

Cholesterin kreist mit dem Blutstrom im Körper. Steigt der Cholesteringehalt im Blut, so setzen sich Partikel an den Wänden der Adern und Gefäße ab und verengen diese. Inwieweit ein solcher Prozeß stattfindet, hängt entscheidend von der Transportform des Cholesterins ab.

Für den Transport im Blut wird das Cholesterin (und auch andere Blutfette) an Eiweißkörper (Proteine) gebunden. Diese Gebilde heißen Lipoproteine. Für die menschliche Gesundheit sind zwei Gruppen von Bedeutung: Die Lipoproteine niedriger Dichte (low density lipoproteins = LDL) transportieren den Hauptteil des in der Leber gebildeten Cholesterins im Blut zu den einzelnen Geweben und Zellen. Die Lipoproteine hoher Dichte (high density lipoproteins = HDL) können Cholesterin aus den Zellen aufnehmen und zwecks Abbau in die Leber transportieren.

Sind die LDL im Blut stark vermehrt, dringen sie in die Arterienwände ein, lagern sich dort ab und führen zu

Gefäßverengungen (Arteriosklerose, Infarkt). Umgekehrt ist HDL ein Schutzfaktor gegen eine solche Gefährdung. Das traditionelle »Cholesterindogma«, das zu einer Flut von (in der Regel teuren) Cholesterinsenkern und (ebenfalls teuren) cholesterinarmen Lebensmitteln geführt hat, gerät jedoch immer mehr ins Wanken.

Nach neueren Erkenntnissen werden rund zwei Drittel aller Herz- und Gefäßerkrankungen nicht durch den klassischen Risikofaktor Cholesterin verursacht, sondern sind auf andere Ursachen zurückzuführen (siehe Abschnitt »Entwarnung für Colesterin«, Seite 25).

Das Cholesterin ist andererseits ein lebenswichtiger Bestandteil aller Zellen und Gewebe. Es ist das Ausgangsmaterial für die Gallensäuren, die Nebennierenrindenhormone, die Geschlechtshormone und das Provitamin D_3. Eine neuere Studie ergab sogar, daß Menschen mit einem höheren Cholesterinspiegel länger leben als solche mit einem niedrigen. Dies ist einleuchtend, da Cholesterin vor allem die Muttersubstanz der Sexualhormone (sie wirken verjüngend) und des vitalitätsbewahrenden Nebennierenhormons ist.

Der größte Teil des Cholesterins im Körper wird selbst aufgebaut, der andere Teil (etwa 20 Prozent) wird mit der Nahrung aufgenommen.

✓ **Ernährungstips:
So helfen Sie Ihrem
Cholesterinspiegel**

● Tierische Fette enthalten viel Cholesterin und erhöhen bei exzessiver Zufuhr den Cholesterinspiegel. Daher sollten solche Produkte maßvoll konsumiert werden. Besondere Cholesterinbomben sind:

Produkt	Cholesterin-gehalt in mg/100 g
Kalbshirn	2000
Eigelb	1400
1 Ei, ca. 60 g	289
Butter	240
Rinderniere	375
Schweineleber	340
Biskuit (gebacken)	202

● Eine Ernährung, die reichlich ungesättigte Fettsäuren enthält (Pflanzenöle oder auch viele Fischöle!), nimmt einen günstigen Einfluß auf die Cholesterinverteilung.
● Für einen Gesunden ist es nicht nötig, das Cholesterin gänzlich aus der Ernährung zu verbannen und nur cholesterinfreie Lebensmittel zu konsumieren (dies kann aber im

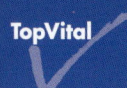

Rahmen einer ärztlich verordneten Diät erforderlich sein).

● Zu einer Erhöhung des »schlechten« Cholesterinspiegels tragen vor allem erhitzte und raffinierte Fette bei. Solche Fette befinden sich in fast allen Fertig- und Halbfertigprodukten. Diese sollten daher gemieden werden.

● Meiden Sie Transfettsäuren (falsch geknickte Fettsäuren) die bei der Margarineherstellung anfallen können. Sie erhöhen gezielt das »schlechte« Cholesterin (LDL) und senken das »gute«. Ein Risiko besteht bei Menschen, die größere Mengen von Margarine oder daraus hergestellten Produkten wie z.B. Keksen, Kleingebäck, Kuchen und Weißbrot zu sich nehmen. Übrigens: Margarinesorten, die die Bezeichnung »nicht gehärtet« tragen, enthalten praktisch keine Transfettsäuren.

● Für das Risiko einer Herzerkrankung oder Arteriosklerose spielt vor allem das Verhältnis HDL/LDL eine wichtige Rolle. Ungesättigte Fettsäuren senken generell den Cholesterinspiegel, sowohl HDL als auch LDL, ändern also wenig am Verhältnis der beiden Sorten. Eine ausschließliche Zufuhr dieser Fettsäuren sollte daher vermieden werden (siehe »Fettpyramide« Seite 17).

● Gesättigte Fettsäuren erhöhen den Cholesterinspiegel, allerdings auch das »gute« Cholesterin. Eindeutig bewiesen ist das aber nicht für alle gesättigten Fettsäuren, sondern bisher nur für die Myristin-, Laurin- und Palmitinsäure (siehe Kasten).

Vorkommen in größeren Mengen

Myristinsäure
Kokosfett und daraus hergestellte Kokosprodukte, Palmkernfett, einige Margarinesorten

Laurinsäure
Milchfett, Walfett, einige Margarinesorten

Palmitinsäure
Palmöl, Kakaobutter (Schokolade), Schweineschmalz, Rindertalg, einige Margarinesorten

● Die schlechtesten Blutfettspiegel treten bei einer extrem fettarmen, aber kohlenhydratreichen Kost auf. Der Cholesterinspiegel sinkt dabei zwar deutlich, allerdings sinkt das HDL-Cholesterin überproportional stark.

● Einfach ungesättigte Fettsäuren senken selektiv den Gehalt an LDL-Cholesterin und sollten daher regelmäßig verzehrt werden. Besonders reichlich kommen diese im Oliven- und Rapsöl vor.

Entwarnung für Cholesterin
Die klassischen Risikofaktoren wie Bluthochdruck, Fettstoffwechselstörungen, erhöhter Cholesterinspiegel oder Rauchen erklären nur etwa ein Drittel aller Herzinfarkte und Schlaganfälle. Als neuer – oder sogar als der Risikofaktor schlechthin – erwies sich nun eine kleine Aminosäure, das Homocystein (*-Amino-*-thiobuttersäure). Größere Mengen davon im Blut zerstören die Innenwände der Arterien und schaffen damit die Voraussetzung für Ablagerungen und Gefäßverengungen. Homocystein fällt normalerweise als Umwandlungsprodukt der Aminosäure Methionin an und besitzt keine bisher bekannte physiologische Aufgabe. Der Körper baut diesen Stoff wieder ab – zu Methionin, wobei Vitamin B_6, B_{12} und Folsäure benötigt werden. Der Abbau kann auch zu Glutathion erfolgen, wobei Vitamin B_6 benötigt wird. In jungen Jahren funktioniert dieser Abbauvorgang recht gut. Im Blut reichern sich kaum nennenswerte Mengen an Homocystein an. Mit fortschreitendem Lebensalter ändern sich die Verhältnisse: Der Organismus produziert mehr Homocystein, als er verbraucht.

Mittlerweile gilt als erwiesen, daß bereits mäßig erhöhte Homocysteinwerte mit einem erhöhten Risiko für Herzinfarkt und Gefäßschäden einhergehen. Vorbeugen ist jedoch einfach: Führt man dem Körper mehr von den Vitaminen B_6, B_{12} sowie Folsäure zu, so wird das gefährliche Homocystein rascher abgebaut. Diese Vitamine kommen vor allem in Gemüse, magerem Fleisch und Fisch vor.

➡ Phytosterine
Fetthaltige pflanzliche Lebensmittel enthalten Phytosterine genannte Verbindungen, die chemisch ähnlich wie das Cholesterin gebaut sind. Die Phytosterine werden im Dünndarm zu einem Anteil von 5 bis 10 Prozent aufgenommen; der Rest bleibt im Verdauungstrakt und schützt dort möglicherweise vor Dickdarmkrebs. Trotz der chemischen Ähnlichkeit zu Cholesterin nehmen die Darmzellen bevorzugt die Phytosterine auf und hemmen damit die Resorption von gleichzeitig vorhandenem Cholesterin. Dadurch besitzt das »Pflanzencholesterin« eine cholesterinsenkende Wirkung. Daraus ergeben sich die folgenden Konsequenzen für Ihre Ernährung:
● Besonders reich an Phytosterinen sind fettreiche Pflan-

zenteile, vor allem Samen wie Sonnenblumenkerne und Sesam.

● Pflanzenöle enthalten nur dann reichlich Phytosterine, wenn sie naturbelassen sind, da Phytosterine beim Raffinieren entfernt werden. So enthält nicht raffiniertes Sojaöl 500 mg/100 ml, nach der Raffination geht der Gehalt auf 130 mg/100 ml zurück.

● Fettreiche tierische Lebensmittel (z.B. Wurst, Käse) sollten beispielsweise mit Salaten, die mit Pflanzenöl angemacht sind, kombiniert werden. Dadurch läßt sich die Aufnahme von Cholesterin bremsen.

➡ Lecithin

Ein weiterer wichtiger Fettbegleitstoff ist das Lecithin. Diese fettartige Substanz ist ähnlich wie Fett aufgebaut, enthält aber noch Phosphat und eine Stickstoffverbindung. Nach Art der eingebauten Fettsäure unterscheidet man verschiedene Lecithine. Sie kommen in praktisch allen lebenswichtigen pflanzlichen, tierischen und menschlichen Organen vor, besonders reichlich im Eigelb, in der Hirnsubstanz, in den Nervengeweben, in Herz und Leber, in Pflanzensamen und in Hefen. Im menschlichen Körper sind die Lecithine an zahlreichen

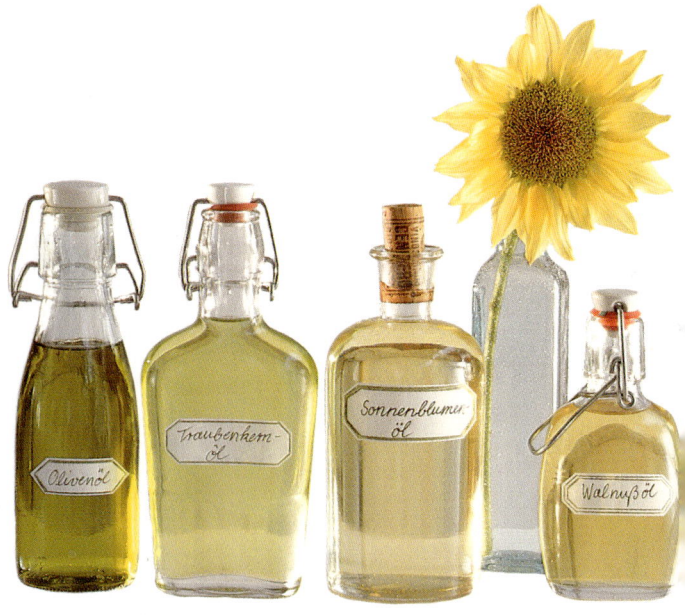

Stoffwechselvorgängen beteiligt, insbesondere am Nerven- und Herzstoffwechsel. Lecithinreiche Lebensmittel wirken daher nervenstärkend, verbessern die Herzleistung und senken überdies den Cholesterinspiegel. Besonders reichlich kommt Lecithin in Weizenkeimen sowie in Weizenkeim- und Vollkornbroten vor.

➡ Vitamine
Fetthaltige Lebensmittel enthalten wichtige fettlösliche Vitamine. Die Tabelle auf Seite 28 gibt eine Übersicht über ihre Wirkungen.

Fettersatzstoffe

Lebensmitteldesigner bieten eine verlockende Lösung für alle Menschen, die nicht auf Fett verzichten wollen. Sie haben Fettersatzstoffe entwickelt, die zwar nach Fett schmecken, aber kein Fett enthalten und auch kalorienarm sind.

Man unterscheidet drei Substanzgruppen:

➡ Fettersatzstoffe auf Kohlenhydratbasis
Diese Produkte sind gelartig. Unangenehme Nebenwirkungen wurden bisher nicht beobachtet. Sie konnten sich bereits im deutschen Markt etablieren und befinden sich in zahlreichen Light-Produkten, insbesondere Salatsaucen, Brotaufstrichen, Eiscremes, Puddings oder anderen Dessertprodukten und Backwaren. Auf der Zutatenliste verbergen sie sich hinter dem Kürzel »modifizierte Stärke«. Mit solchen Produkten, die übrigens im Körper verdaut werden, können bis zu 70 Prozent Fett eingespart werden.

➡ Fettersatzstoffe auf der Basis von Eiweißstoffen
Durch ein spezielles physikalisches Verfahren wurden Eiweißstoffe in winzige Teilchen zerkleinert, so daß ein fettartiger Geschmackseindruck entsteht. Als Ausgangsstoffe dienen Hühnereiweiß, Magermilch oder Molkeneiweiß. Weiterhin werden noch Wasser, Zucker, pflanzliche Bindemittel, Lecithin und Säuren zugesetzt. Derartige Produkte (z.B. Simplesse) gelten in Deutschland als normale Lebensmittel und müssen nur mit den zu ihrer Herstellung verwendeten Zutaten deklariert werden. Sie werden im Körper normal verdaut und liefern so ca. 4 kcal pro Gramm. Sie werden bevorzugt in Desserts, Joghurtspeisen, Dips und Salatdressings verwendet.

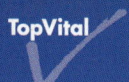

Vitamin	Wirkung	Beste Nahrungsquellen
Vitamin A/ Beta-Carotin	Sehvermögen (Hell-Dunkel-Anpassung), Aufbau und Erhalt von Haut und Schleimhäuten, Stärkung des Immunsystems, Schutzfaktor gegen Umweltgifte (Wirkung als Antioxidans), Fortpflanzungsfähigkeit, Krebsschutz (Brust- und Lungenkrebs)	Fischöle, Leber, Eigelb, Milch(produkte), gelbes Obst und Gemüse
Vitamin D	Aufnahme von Kalzium und Phosphat aus dem Magen-Darm-Trakt und Verteilung im Körper; Knochenbildung und Knochenwachstum, Immunhormon (Kontrolle von Entzündungsprozessen, Steuerung der Abwehr), Krebsabwehr	Sardinen, Hühnereier, Butter, Milch, Leberöle von Meeresfischen, Hefen
Vitamin E	Schutz empfindlicher Strukturen wie etwa der Fettsäuren, Vitamin A, roten Blutkörperchen vor aggressiven Stoffwechselprodukten, Stärkung des Immunsystems, Schutz vor Umweltschadstoffen (Wirkung als Antioxidans)	Pflanzenöle, Getreidekeimöle, Butter, Nüsse, Eier, Leber
Vitamin K	Blutgerinnung, Synthese von Eiweißstoffen, insbesondere Osteocalcin (Protein, das für die Knochenfestigkeit wichtig ist), Skelettentwicklung, Erhalt der Knochenmasse	grüne Blattgemüse, Hülsenfrüchte, Raps- und Sojaöl

Hinweis:
Verwechseln Sie nicht Fischöl mit Dorschleberöl. Fischöl enthält reichlich Omega-3-Fettsäuren, Dorschleberöl nur wenig, dafür aber die Vitamine A und D (Überdosierung möglich).

➡ Kunstfette

Kunstfette sind synthetische Fettersatzstoffe, die durch eine chemische Umsetzung von Rohrzucker mit den Fettsäuren von Sojabohnen, Mais- oder Baumwollsaatöl hergestellt wurden. Das bekannteste Produkt dieser Gruppe ist Olestra. Dieses in Deutschland bisher nicht zugelassene Produkt ist unverdaulich und daher kalorienfrei. Es besteht aber eine peinliche Nebenwirkung.

Mit Pillen das Fett besiegen

Seit kurzer Zeit ist eine Pille im Handel (Xenical), die die Fettaufnahme bremst. Der Wirkstoff heftet sich im Dünndarm an fettverdauende Enzyme und blockiert sie. So wird die Fettmenge bis zu einem Drittel unverdaut ausgeschieden. Nebenbei wird der Blutfettspiegel günstig beeinflußt. Nachteilig ist, daß unter Einnahme von Xenical andere wichtige fettlösliche Stoffe wie fettlösliche Vitamine unverdaut den Körper verlassen. Die Pille ist verschreibungspflichtig und nur bei extremem Übergewicht zu empfehlen.

Durch dieses Fettimitat wird der Stuhl schlüpfrig und flüssig und kann so im wahrsten Sinne des Wortes in die Hose gehen (anal leakage). Weitere Bedenken gegen dieses Produkt bestehen wegen einer möglichen Beeinträchtigung der Aufnahme fettlöslicher Vitamine und wegen möglicher Ablagerungen im Körper.

✓ **Ernährungstips: So stimmt Ihre Fettbilanz**

● Überdenken Sie Ihre Ernährungs- und Schlemmergewohnheiten, bevor Sie zu einem Genuß ohne Reue versprechenden Kunstprodukt greifen. Die Alternative »weniger Fett« ist preiswerter und gesünder.
● Bedenken Sie, daß Sie mit dem Griff zu Kunstprodukten eine Lebensmittelproduktion fördern, die sich immer mehr von natürlichen Ernährungsformen entfernt.
● Fettimitate und Fettersatzstoffe sind noch nicht lange auf dem Markt. Bislang fehlen wissenschaftlich nachprüfbare Langzeitstudien über Risiken und Nebenwirkungen.
● Fettersatzstoffe enthalten viele Zusatzstoffe. Ihre Verwendung in Fertigprodukten macht die Ernährung für die Laien und Verbraucher nahezu undurchschaubar.

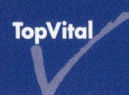

Macht Fett dick?

Fettzellen als Überlebenshilfe

Bereits jeder fünfte Deutsche gilt als zu dick – Tendenz steigend. Als fettleibig gilt, wer etwa 15 bis 20 Prozent über dem Normalgewicht wiegt. Bekanntlich ist Übergewicht ein Risikofaktor für verschiedene Erkrankungen, darunter koronare Herzkrankheit, Bluthochdruck, Fettstoffwechselstörungen, Venenerkrankungen etc.

Schuld daran sind meist veränderte Ernährungsgewohnheiten bei einem überreichlichen Nahrungsangebot und einem bewegungsärmeren Alltag.

Die Eigenschaft eines Lebensmittels, körperlich verwertbare Energie zu liefern, der Nährwert also, wird in Kilokalorien oder Kilojoule (1 kcal = 4,18 kJ) gemessen. Der Körper verbrennt diese »Energiebriketts« in seinem Stoffwechsel, um sich selbst zu erhalten und um Arbeit zu leisten. Der tägliche Energiebedarf setzt sich aus dem Grund- und dem Arbeitsumsatz zusammen. Die Energie für den Grundumsatz wird für die Aufrechterhaltung aller Lebensfunktionen in völliger Ruhe benötigt. Er beträgt durchschnittlich eine Kilokalorie je Kilogramm Körpergewicht und Stunde. Dazu kommt als Arbeitsumsatz der Energiebedarf für jede andere Tätigkeit. So beträgt der tägliche Kalorienbedarf bei sitzender Tätigkeit bei einer Frau rund 2000 kcal (8500 kJ), bei einem Mann 2400 kcal (10 000 kJ). Je nach geleisteter Aktivität erhöht sich dieser Wert. Energiebedarf

Vorsicht, Falle: Kalorie oder Kilokalorie?

Häufig werden in der Presse oder in der Werbung die Werte für den Energieverbrauch bzw. für eine Energieeinsparung durch bestimmte Nahrungsmittel in Kalorien statt in Kilokalorien angegeben. Beachten Sie, daß der tatsächliche Energiebedarf eines Menschen aber im Bereich der Kilokalorien liegt (1 kcal = 1000 cal); die Angabe in Kalorien ergibt die imposanteren Zahlen. Eine Kalorieneinsparung von 300 cal klingt besser als 0,3 kcal. Manchmal ist aber auch Unkenntnis die Ursache für eine fehlerhafte Angabe.

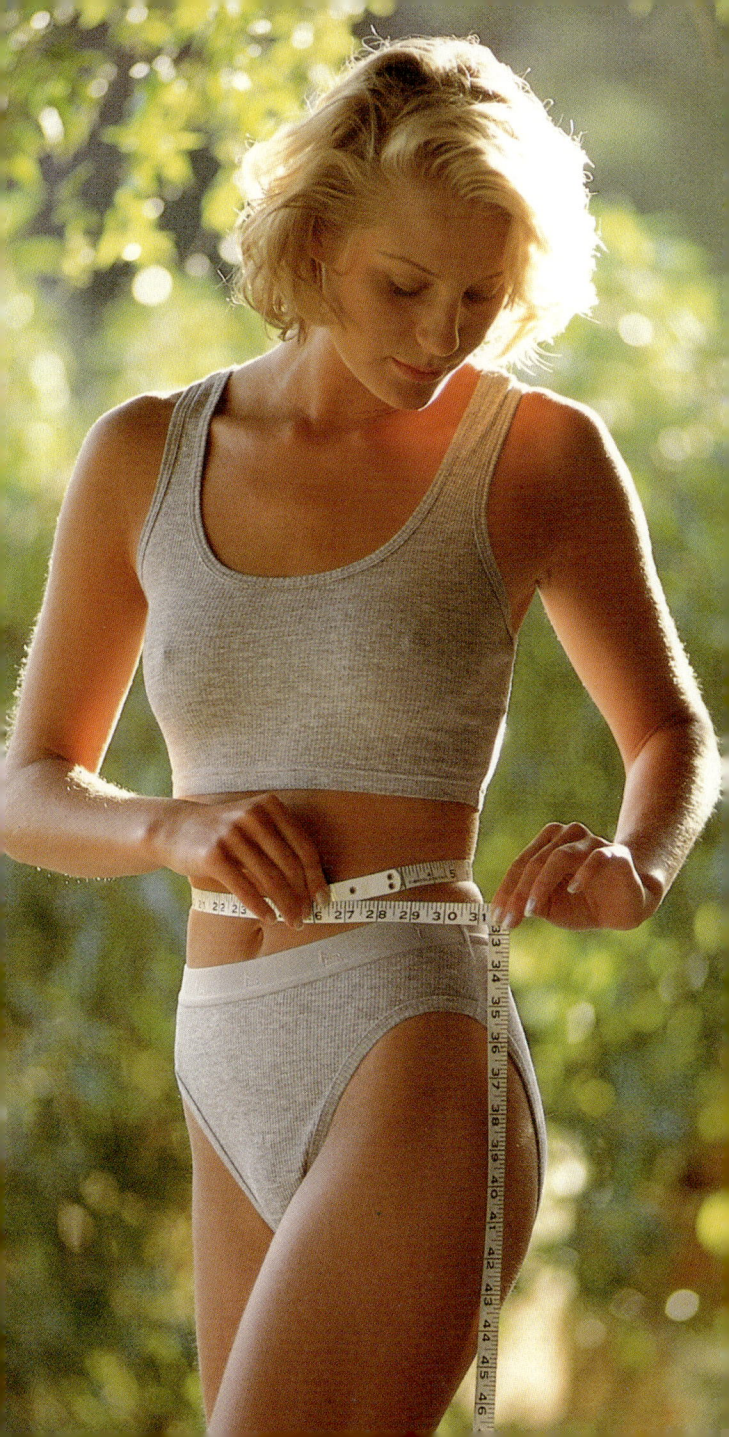

und -verbrauch eines Menschen sind jedoch keine festen Größen. Es gibt hier individuelle, genetisch programmierte Unterschiede. Ebenso spielen Trainingszustand, Kondition und Hormonhaushalt (entscheidet hauptsächlich darüber, ob überschüssige Kalorien in Wärme »verheizt« oder als Fettdepot angelegt werden) eine Rolle.

Die drei biologischen Fallen für Übergewicht

Ob und in welchem Umfang am Körper die meist unerwünschten Fettpolster wachsen, hängt von verschiedenen Faktoren ab:

● Genetische Faktoren entscheiden darüber, in welchem Umfang ein Zuviel an Kalorien als Energiespeicher angelegt oder als Wärme verheizt wird. So gibt es Menschen, die von Natur aus dünner sind, und solche, die etwas korpulenter sind. Dies ist eine Tatsache, die man akzeptieren muß.

● Wer mehr Nahrungsenergie aufnimmt, als er verbraucht, der nimmt zu. Dies ist ein Schutzmechanismus der Evolution. In der Frühzeit des Menschen war es oft schwierig, genügend Nahrung zu

beschaffen. Tage- oder wochenlange Hungerperioden waren normal. Was an nicht verbrannter Energie nach überdurchschnittlicher Kalorienzufuhr übrig blieb, wurde sinnvollerweise für Hungerperioden gespeichert. Deshalb gibt es keinen wirksamen Schutzmechanismus gegen ein Übermaß an Nahrungsaufnahme. Heute leben viele Menschen jedoch mit einem chronischen Energieüberschuß, so daß sie ihre Fettpolster kaum noch loswerden.

● Durch das moderne Lebensmitteldesign werden natürliche Sättigungsmechanismen ausgetrickst. Normalerweise verfügt der Körper über ein ausgeklügeltes Informationssystem, das ihm signalisiert, wann er satt ist und mit dem Essen aufhören soll. Doch dieses funktioniert nur gut, wenn weitgehend naturbelassene und wenig bearbeitete Nahrungsmittel aufgenommen werden, denn auf deren Impulse ist der Organismus seit Jahrmillionen geeicht. Heute gibt es aber immer mehr Produkte, bei denen der Eindruck entsteht, sie würden jede Rückkopplung ausschalten. Dies sind Lebensmittel, die meist ernährungsphysiologisch minderwertig sind, aber oft gegen den Willen der Betroffenen bis zur Neige verzehrt werden. Dies sind insbesondere Fast-Food, Süßigkeiten und Fertigprodukte. Hinter solchen Produkten verbergen sich jedoch handfeste wirtschaftliche Interessen: Food-Designer entwickeln gezielt Lebensmittel, die den Wunsch nach »mehr« wecken, um den Markt anzukurbeln. Solchen Produkten sollte man daher aus dem Weg gehen.

✓ Ernährungstips: So überlisten Sie den Hunger

Auch wenn Gene und Lebensmitteldesigner Ihren Diätplänen ein Schnippchen schlagen wollen – mit dem folgenden Programm werden bzw. bleiben Sie satt:

● Essen Sie langsam, und kauen Sie gut. Die Sättigungssignale des Magens brauchen etwa 15 bis 25 Minuten, bis sie das Gehirn erreichen. Wer in dieser Zeit heißhungrig sein Essen verschlingt, ißt garantiert zuviel und wird später von einem unangenehmen Völlegefühl geplagt.

● Der Hauptfeind maßvoller Nahrung ist das Fett. Es besitzt nicht nur die höchste Energiedichte pro Bissen, meist ißt man davon auch zuviel. Forscher haben herausgefunden, daß das Sätti-

gungszentrum im Gehirn langsamer auf Fette als auf Kohlenhydrate und Eiweiß reagiert. Meiden Sie daher fettreiche Speisen, und achten Sie auf versteckte Fette, so z.B. in Fleisch, Wurst, Schokolade, Sahne, Nüssen, Bratfetten etc.

● Stellen Sie sich eine kalorienarme und abwechslungsreiche Kost zusammen. Kaufen Sie dafür nur hochwertige Nahrungsmittel, und essen Sie täglich Frischkost in Form von frischem Obst, Rohkost und Salaten, Gemüse und Kartoffeln. Sie aktivieren damit Ihre inneren Sensoren für das »Sattsein«.

● Essen Sie so wenig Zucker und Süßigkeiten wie möglich.

● Meiden Sie Fast-Food und Fertiggerichte. Von solchen Produkten essen Sie automatisch zuviel.

● Wenn Sie zwischen den Mahlzeiten Hunger verspüren, knabbern Sie rohes Gemüse. Sie werden erstaunt sein, wie schnell Ihr Hunger damit vergeht.

● Verbannen Sie Süßes aus Ihrer Ernährung. Wer sich Zucker in reiner Form zuführt, stimuliert dadurch die Ausschüttung großer Mengen des blutzuckersenkenden Hormons Insulin. Ein sinkender Blutzuckerspiegel ist aber ein Hungersignal und fördert den weiteren Griff nach Eßbarem. Ein lange anhaltendes Sättigungsgefühl erzeugen dagegen langsam ins Blut wandernde Kohlenhydrate aus Stärkeprodukten wie z.B. Vollkornprodukten oder faserreichen Gemüsesorten wie Kohlrabi, Rotkraut, Sellerie, Fenchel etc.

Wie Fettpolster entstehen

Die Fähigkeit, Vorräte anlegen zu können, zählt zu den Überlebensmechanismen jedes Lebewesens. Wenn dem Körper überschüssige Energie zugeführt wird, füllen sich zunächst die vorhandenen Fettzellen. Sind diese voll, werden neue gebildet. Für diesen Prozeß gibt es keinen Regulationsmechanismus im Körper: Die Vorratslager können beliebig erweitert werden. Eine weitere Tücke: Einmal angelegte Fettzellen können durch Nahrungsentzug zwar wieder entleert, aber nicht mehr abgebaut werden.

Und hier beginnt nun ein Teufelskreis. Fettzellen mischen sich nämlich in die innere Kommunikation ein. Sind sie voll, schütten sie eine Substanz mit dem Namen »Leptin« in das Blut aus. Leptin signalisiert dem Gehirn, daß die Speicher voll sind, eine weitere Nahrungsaufnahme also nicht nötig ist. Sind die Fettzellen aber leer, wird kein Leptin ausgeschüttet, und es meldet sich das Hungerzentrum mit der Botschaft, die Vorräte aufzufüllen. Wer jemals zu dick war, wird also immer wieder Hungergefühle verspüren und tut

---

Mit Pillen gegen den Appetit

Seit einiger Zeit sind Diätpillen (z.B. Redux/Isomeride) im Handel, die den Appetit dauerhaft dämpfen: Sie greifen so in den Gehirnstoffwechsel ein, daß sie auch bei geringer Nahrungsaufnahme dem Organismus Sättigung vorgaukeln. Allerdings kann es dabei zu Nebenwirkungen wie Müdigkeit, Lungenhochdruck, Durchfall, Schwitzen und Übelkeit kommen. Darüber hinaus ist wenig über die Langzeitwirkungen solcher Produkte bekannt. Derartige Pillen, die verschreibungspflichtig sind, sollten daher nur bei extremem Übergewicht eingenommen werden.

sich daher schwer, sein Gewicht zu halten.

Generell kann jedes im Überschuß aufgenommene Nahrungsmittel dick machen. Daß Fett besonders dick macht, liegt zum einen an dem hohen Energiegehalt, zum anderen an der Rangordnung der Verbrennung: Von allen aufgenommenen Nährstoffen wird Fett als letztes abgebaut, also nach den Kohlenhydraten und nach dem Eiweiß. Auch tritt bei Kohlenhydraten und Eiweiß schneller ein natürliches Sättigungsgefühl ein als bei Fett.

Werden Kohlenhydrate in normalen Mengen verzehrt, findet nur eine geringe Umwandlung in Fett statt. Ein Überfluß wandert dagegen unweigerlich in die häßlichen Fettpolster.

Ist eine Nulldiät empfehlenswert?

Wer durch eine Nulldiät seine Figur schnell wieder in Form bringen möchte, erlebt häufig eine herbe Enttäuschung. Fettpolster werden nämlich erst nach vier Tagen strengen Fastens abgebaut. Davor verliert der Körper im wesentlichen nur größere Mengen an Wasser, was man als »Entschlackungseffekt« bezeichnet. Erst danach werden Kohlenhydrate verbraucht. Um überhaupt funktionieren zu

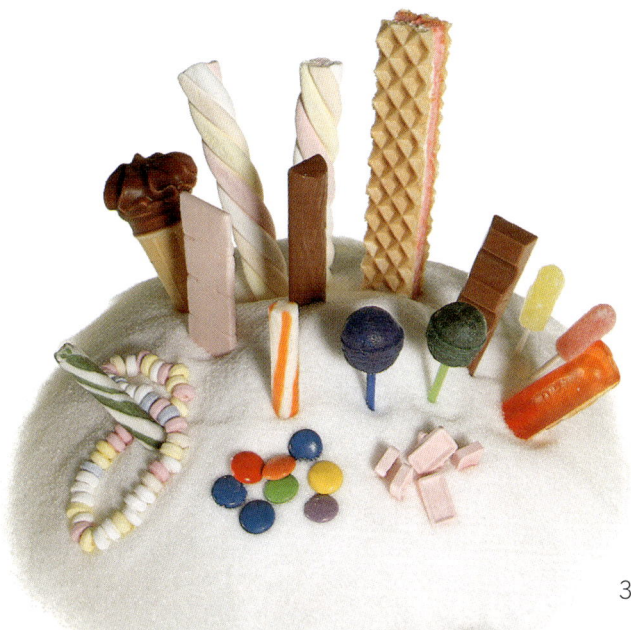

Der Jo-Jo-Effekt

90 Prozent aller Menschen, die eine Diät machen, nehmen danach wieder zu. Nicht immer ist ein Rückfall in alte, ungesunde Ernährungsmuster die Ursache. Körpereigene Programme machen den Diäterfolg wieder zunichte.

Wenn der Körper durch eine Reduktionsdiät weniger Energie bekommt, als er verbraucht, beginnt er sich umzustellen. Zunächst baut er die schnell verfügbaren Zuckerspeicher ab, dann werden langsam die Fett- und Eiweißreserven angegangen. Gleichzeitig wird auf Spargang geschaltet – ein angeborener Überlebensmechanismus gegen Notzeiten. Man muß so immer weniger essen, um noch weiter abzunehmen. Sobald man wieder normal ißt, schnellt das Gewicht blitzschnell nach oben.

Wer also öfter eine Diät macht, bringt seinen Energiestoffwechsel ganz schön durcheinander.

Dauerhaft schlank wird man daher nur, wenn man langsam und langfristig seine Ernährungsgewohnheiten umstellt.

können, benötigt der Körper und insbesondere das Gehirn nämlich Kohlenhydrate. Während einer Hungerperiode holt er sich diese aus dem Blut, dadurch sinkt der Blutzuckerspiegel ab. Dies wiederum hat zur Folge, daß man sich schlaff und unwohl fühlt. Daraufhin signalisiert das Gehirn den Wunsch nach Nahrungszufuhr. Die Bewegungen des Darms und die Absonderungen von Magensäften sowie der Speichelfluß sorgen zusätzlich für ein immer stärker werdendes Hungergefühl. Dies läßt jedoch nach einiger Zeit völlig nach und hört schließlich ganz auf. Der Magen produziert keine Säfte mehr, der Speichelfluß versiegt, und der Darm hört nach seiner völligen Entleerung auf sich zusammenzuziehen. Der Körper hat nun aufgegeben, auf Nahrung zu warten, und gewinnt Energie aus seinen eigenen Vorräten.

Zur Deckung des lebensnotwendigen Zuckerbedarfs werden von da an labile Eiweißkörper aus dem Verdauungstrakt zerstört und in Traubenzucker umgewandelt.

Erst nach etwa vier Tagen kommt es also zum Abbau von Fettdepots, und aus den Fettbausteinen wird Zucker synthetisiert. Gleichzeitig schaltet der Organismus auf Sparflamme und drosselt den Energiebedarf. Bei längerem Fasten (40 Tage und mehr) kommt es bei der Bildung von Kohlenhdraten sogar zum Abbau von lebenswichtigem Eiweiß, so z.B. der Muskulatur oder der Enzyme. Der Körper magert bis zum Unterhautfettgewebe ab, und die Knochen treten hervor. Mit extremen Hungerkuren begibt man sich eindeutig in Lebensgefahr. Beim weiblichen Organismus kann der radikale Abbau von Fettgewebe, in dem ein Teil der weiblichen Geschlechtshormone produziert wird, ein Ausbleiben der Monatsblutung nachsichziehen, so daß eine Schwangerschaft nicht möglich ist.

Beim totalen Fasten verbrennt ein Übergewichtiger täglich etwa 2500 cal, die tägliche Gewichtsabnahme beträgt bei einer Frau rund 400 Gramm, bei einem Mann etwa 500 Gramm. Nulldiäten über drei Wochen führen zu einem Gewichtsverlust von 10 bis 12 Prozent des Ausgangsgewichts. Je größer das Übergewicht ist, desto stärker und schneller purzeln die Pfunde. Allerdings bleiben einmal angelegte Fettzellen bestehen, und sie sind stets wieder bereit, sich bei Kalorienüberschuß prall zu füllen. Hungerkuren sind deshalb ungeeignet, um dauerhaft schlank zu werden.
Einige Ärzte empfehlen dennoch manchmal eine Fastenkur, um den Körper zu entgif-

Gewicht und Übergewicht

Zur Berechnung des Normalgewichts gibt es verschiedene Formeln und Richtlinien. Als praktikabel erwies sich die Berechnung des Körpermassenindex (abgekürzt als BMI gemäß dem englischen Ausdruck Body-Mass-Index). Er ist wie folgt definiert:

$$\text{BMI} = \text{Körpergewicht in kg} : \text{Quadrat der Körperlänge (m}^2\text{)}$$

Für das Alter von 19 bis 24 Jahren wird ein BMI von 19 bis 24 empfohlen, der alle zehn Jahre um nicht mehr als eine Einheit steigen sollte. Bei einem BMI für Frauen von 24 bis 29 und für Männer von 25 bis 30 spricht man von leichtem Übergewicht, darüber von starkem Übergewicht.

Das sollten Sie meiden:	Statt dessen lieber:
Käsecremesuppe	Klare Brühe mit Gemüseeinlage
Sahnecremetorte	Obsttorte mit etwas Sahne
Schweinebraten	Lachsschinken, Corned Beef
Milchshake	Buttermilch mit Obst
paniertes Fischfilet	Fisch vom Grill
Kartoffelsalat	Salzkartoffel
Thunfisch in Öl	Thunfisch in Wasser
Fertigmüsli mit Zucker	selbstgemischte Getreideflocken
Mayonnaise	Sauerrahm, Crème fraîche
Sahneeis	Früchtesorbet

ten und um bestimmte Krankheiten zu heilen. Wenn der Organismus nämlich keine Verdauungsenergie benötigt, kann er seine gesamten Kräfte zur Heilung einsetzen. Gleichzeitig führt Fasten zu einer positiven seelischen Veränderung. Man fühlt sich freier und klarer im Kopf, die Sensibilität steigert sich, und manchmal tritt sogar eine »Fasteneuphorie« auf.

Wer ein mehrtägiges Fasten zur Verbesserung seines Gesundheitszustandes durchführen möchte, sollte auf alle Fälle folgendes berücksichtigen:

● Führen Sie eine Nulldiät niemals ohne ärztliche Aufsicht durch. Sie werden sonst nicht schlank, sondern möglicherweise krank.

● Achten Sie auf eine ausreichende Versorgung mit Vitamin- und Mineralstoffpräparaten, da sonst schwere Mangelerscheinungen auftreten können.

● Trinken Sie während des Fastens ausreichend Wasser, Mineralwasser, Tee oder verdünnte Fruchtsäfte, damit Ihre Nieren nicht geschädigt werden.

● Führen Sie eine Fastenkur nur nach einer längeren Phase vollwertiger Ernährung durch. Fasten nach einer langanhaltenden Fehlernährung kann gesundheitsschädliche Mangelzustände erzeugen, die Sie unbedingt vermeiden sollten.

● Bedenken Sie: Fasten ist ungeeignet, um dauerhaft schlank zu werden, kann aber bei richtiger Durchführung durchaus gesundheitliche Vorteile bringen. Extreme Fastenkuren ohne ärztliche Aufsicht sind immer lebensgefährlich.

✓ Tips:
So besiegen Sie die Fettpolster

● Treiben Sie Sport. Wer regelmäßig Sport treibt, erhöht nicht nur den allgemeinen Energieverbrauch, er kurbelt auch langfristig die Fettverbrennung an. Günstig sind hierfür mäßig betriebene Ausdauersportarten wie Jogging, Schwimmen, Radfahren, Langlauf etc.

● Nutzen Sie den Nachbrenneffekt nach sportlicher Betätigung aus: Nicht nur während des Sports, sondern auch in den zwei Stunden danach verbrennt der Körper erhöhte Mengen an Fett. Greifen Sie daher nicht sofort zu stark kalorienhaltigen Produkten, sonst werden Sie Ihre Fettpolster nicht los.

● Sport gibt auch einen Kick in Form von Glückshormonen, man fühlt sich »high«. Dieses Gefühl entschädigt für den Lustgewinn aus Süßigkeiten.

● Wer regelmäßig Sport treibt, ändert auch sein Eßverhalten, weil der Körper nach anderen Nährstoffen verlangt. Der Appetit auf Kohlenhydrate (stärkehaltige Lebensmittel wie Brot, Nudeln, Kartoffeln oder Reis) steigt, der Fettkonsum geht automatisch zurück.

● Kombinieren Sie Ihre Nahrung richtig.

● Greifen Sie zu gesunden Snacks gegen Heißhunger.

● Halten Sie immer eine Portion einiger gesunder Zwischenmahlzeiten vorrätig. So geraten Sie nicht in Versuchung, sich mit Dickmachern vollzustopfen. Am besten

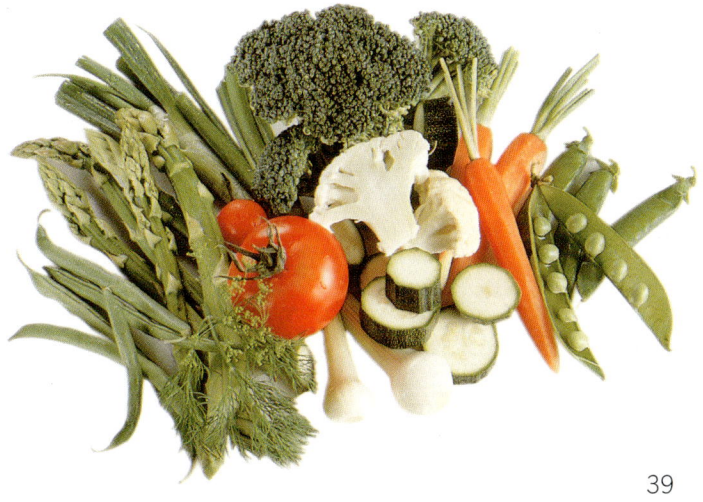

dafür geeignet sind: Obst (z.B. Äpfel, Birnen, Mangos, Kiwis etc.), knackiges rohes Gemüse (z.B. Karotten, Kohlrabi, Selleriestangen etc.), Vollkornkekse (auf Zuckergehalt achten!), Pistazien, Mandeln, Sonnenblumenkerne, Getränke wie Wasser, Tee, Gemüsesäfte.

● Sorgen Sie für ausreichend fettverbrennende Biostoffe. Bestimmte Stoffe in der Nahrung sorgen dafür, daß Nahrungsfett energiegewinnend »abgefackelt« und nicht in Form von häßlichen Fettpolstern konserviert wird. Diese »Fettverbrenner« bewirken,

daß alle Mechanismen, die auf Fettabbau gerichtet sind, auf Hochtouren laufen und Fettpolstern keine Chance lassen. Solche Stoffe sollten daher in der täglichen Kost nicht fehlen.

Egal ob Freizeit- oder Leistungssportler, ohne Kohlenhydrate läuft nichts. Sie sind geradezu das »Benzin« der Muskeln und werden dort unter Belastung energiegewinnend verbrannt. Da Kohlenhdyrate bereits in ihrer Struktur Sauerstoff enthalten, muß zu ihrer Verbrennung weniger Sauerstoff zugeführt

Biostoff	Wirkung	enthalten in
Vitamin C	schützt fettverbrennende Hormone	frisches Obst und Gemüse
Magnesium	ist Bestandteil fettverbrennender Enzyme	Nüsse, Hülsenfrüchte, magnesiumreiche Mineralwässer, Gemüse
Carnitin	transportiert Fettsäuren in die Brennkammern des Stoffwechsels	Schafffleisch, Rindfleisch, Hammelfleisch
Taurin	sorgt dafür, daß Hirnanhangsdrüse ausreichend fettfressende Hormone in Umlauf schickt	Krabben, Muscheln, Austern, Rindfleisch
Inulin, Oligofructose	fördert das Wachstum verdauungsfördernder Bakterien im Darm	Chicoree, Löwenzahnwurzeln, prebiotische Produkte (Joghurts, Müslimischungen, Brot)

werden als zur Ausnutzung von Fett und Eiweiß. Kohlenhydrate liefern bei Verbrennung im Muskel zwei- bis viermal so schnell Energie wie Fette und außerdem rund neun Prozent mehr Energie als die gleiche Menge Fett. Günstig sind Kohlenhydrate, die nur langsam ins Blut wandern, z.B. Vollkornbrot, Vollkornteigwaren, Hülsenfrüchte etc. Sie sind die ideale Energiequelle in Phasen von äußerst intensiven Belastungen, so z.B. bei knapper Sauerstoffzufuhr.

Daher verbrennt man z.B. beim Joggen oder bei Aerobic kaum Fett. Dieses wird erst bei lang andauernden Leistungen mit niedriger oder mittlerer Intensität verbrannt, also dann, wenn genügend Sauerstoff zur Verfügung steht, so beim langsamen Laufen über lange Strecken hinweg oder beim Wandern. Wer durch sportliche Betätigungen Fett verbrennen möchte, braucht deshalb buchstäblichen einen »langen Atem«.

Fit durch Glut-4-Carrier

Oft fühlt man sich nach einem Training am nächsten Tag so schlapp, daß jede Energie für weitere Aktivitäten fehlt. Um zu lange Trainings-

---

Vorsicht, Dickmacher: Kandierte Früchte und Obstkonserven

Kandierte Früchte sind eine Zuckerbombe! Sie enthalten bis zu 75 Prozent reinen Zucker. Gleiches gilt für Obstkonserven. Hier sollten Sie auf die Packungsangabe achten:

sehr leicht gezuckert: 9 bis 14 g Zucker pro 100 g Produkt
leicht gezuckert: 14 bis 17 g Zucker pro 100 g Produkt
gezuckert: 17 bis 20 g Zucker pro 100 g Produkt
stark gezuckert: über 20 g Zucker pro 100 g Produkt

---

pausen zu vermeiden, ist eine optimale Regeneration notwendig. Hierfür folgende Supertip: Setzen Sie auf Ihren Glut-4-Carrier. Die Muskulatur braucht zum Arbeiten Zucker. Dieser kann jedoch nur dann aus dem Blut in die Muskelzellen gelangen, wenn das Hormon Insulin im Blut kreist und ein spezielles Transportprotein bereitstellt. Unter Belastung wird ohne Mitwirkung des Insulins ein Hilfscarrier für Zucker in der trainierenden Muskulatur gebildet, der Glut-4-Carrier. Er ist auch noch etwa zwei Stunden nach dem Training aktiv und pumpt unentwegt Zucker in die hungrigen Zellen. Daher sollte man unmittelbar nach einer körperlichen Belastung hochwertige komplette Kohlenhydrate wie Müsli, Reiswaffeln, Obst oder ein Brötchen, keinesfalls jedoch Kuchen, Bratwurst oder Schokoriegel essen. So erhalten die Muskeln die verlorene Energie sofort wieder zurück, und sie sind schneller wieder fit fürs nächste Training. Fetthaltige Kost bleibt dagegen zu lange im Magen liegen, die darin enthaltenen Kohlenhydrate gelangen zu spät in die Muskulatur, d. h. erst dann, wenn der Glut-4-Carrier wieder abgebaut ist.

»Gute« und »schlechte« Kohlenhydrate

Normalerweise ist Dickwerden ein langsamer Prozeß, der sich über Monate, wenn nicht gar Jahre hinzieht. Die Fettzellen erhalten ständig Nachschub, Bauch- und Hüftspeck bilden sich aus. Schnell lösliche, »falsche«, Kohlenhydrate stimulieren die Bauchspeicheldrüse, das Hormon Insulin in großen Mengen auszuschütten. Insulin sorgt dafür, daß die Muskelzellen den Zucker in ausreichenden Mengen aus dem Blut aufnehmen. Nur mit Insulin können sich Fettzellen mit Fett füllen. Gleichzeitig hemmt das Insulin das Enzym Lipoproteinlipase in der Muskulatur, so daß dort kein Fett verbrannt werden kann. Erst wenn der Insulinspiegel etwas absinkt, können die Muskelzellen mit dem Enzym Lipoproteinlipase Fett verbrennen. Insulin fördert also die Fetteinlagerung, verhindert zugleich die Fettverbrennung – eine ideale Voraussetzung für Fettpolster.

Wer nicht in diese »Fettfalle« geraten möchte, muß bei der Wahl der Kohlenhydrate aufpassen:

● »Gute« Kohlenhydrate gelangen nur langsam in das Blut und sorgen daher auch nur für einen langsamen Anstieg des Insulins. Sie finden sich in Vollkornprodukten, Kartoffeln, Hülsenfrüchten und Gemüse. Sie sollten überwiegend verzehrt werden.

● »Schlechte« Kohlenhydrate wandern rasch ins Blut und treiben den Insulinspiegel explosionsartig in die Höhe. Dazu zählen vor allem reiner Zucker, Honig, Süßigkeiten, Weißmehlprodukte und polierter Reis.

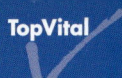

Check-up: Übergewicht

Mit der folgenden Checkliste können Sie nach den Ursachen
Ihres Übergewichts fahnden.

Ursache	Merkmale	Abhilfe
Genetische Ursachen	Auch andere Familienmitglieder haben mit den Pfunden zu kämpfen.	Ernähren Sie sich bewußt, und akzeptieren Sie ein geringes Übergewicht als Merkmal Ihrer Person.
Häufige Diäten	Sie haben schon oft eine Diät gemacht; trotzdem werden Sie immer dicker.	Stellen Sie langfristig Ihren Ernährungsplan auf eine fettreduzierte, kohlenhydratreiche Mischkost um; erhöhen Sie die Fettverbrennung durch regelmäßigen Ausdauersport.
Hormone	Plötzliche Gewichtszunahme	Durch eine Stoffwechselstörung ist der Hormonhaushalt (z.B. Schilddrüse, Sexualhormone) durcheinander geraten; eine ärztliche Untersuchung hilft weiter.
Medikamente	Gewichtszunahme korreliert mit der Einnahme bestimmter Medikamente (insbes. Hormonpräparate, Psychopharmaka).	Rücksprache mit dem Arzt; Medikamente dürfen nicht eigenwillig abgesetzt werden.
Gestörtes Hunger-Sättigungs-Empfinden	Es werden wahllos Lebensmittel »hineingestopft«.	Oft im Laufe des Lebens erworbenes Verhaltensmuster; hier kann ein gezieltes Verhaltenstraining Abhilfe schaffen.
Streß, Rauchen, Alkohol	Fettansatz am Bauch	Überprüfen der Ernährungsgewohnheiten; Programm gegen Streß
Bewegungsmangel	Dick trotz richtiger Ernährung	Sie müssen für mehr Bewegung sorgen.
Krankhafte Fettleibigkeit	Sämtliche Maßnahmen zu Gewichtsreduktion versagen langfristig.	Ärztliche Hilfe ist dringend notwendig.

● Sehr gefährlich sind Lebensmittel, die sowohl Fett als auch schlechte Kohlenhydrate enthalten. Dabei handelt es sich vor allem um Schokolade und Schokoladenprodukte, Cremetorten, Pralinen, Dessertspeisen, Baguette, Croissants und Toastbrot, insbesondere mit einem süßen Belag.

● Sport hilft, diese Fettfalle abzumildern. Eine trainierte Muskulatur enthält nämlich mehr fettspaltende Enzyme als eine untrainierte, kann also Fett schneller abbauen. Chronischer Bewegungsmangel schafft also die Voraussetzung, daß ein Großteil der mit der Nahrung aufgenommenen Fette in den Stunden nach einer Mahlzeit direkt in Fettpolstern abgelegt und nicht in den Muskeln verbrannt werden. Ein funktionierender Zucker- und Fettstoffwechsel wird also nicht durch Diät erworben, sondern immer durch regelmäßiges Muskeltraining.

Fett-Glossar

Diätöle
Das sind Öle, die wegen ihres hohen Gehalts an ungesättigten Fettsäuren (mindestens 50 Prozent Linolsäure) für besondere Ernährungserfordernisse geeignet sind.

Keimöle
Öle, die aus dem Keimling stammen, und wegen des hohen Gehalts an Vitamin E und ungesättigten Fettsäuren besonders wertvoll sind.

Umgeestertes Fett
Chemisches Verfahren, bei dem die Fettsäure- oder Alkoholkomponente eines Fettmoleküls gezielt ausgetauscht wird. Dadurch lassen sich maßgeschneiderte Fette herstellen, z.B. aus Waltran entsteht Margarine.

Gehärtetes/hydriertes Fett
Fett, bei dem durch eine chemische Behandlung aus flüssigen Pflanzenölen feste Fette hergestellt werden. Dieses Verfahren wird bei der Margarineherstellung verwendet.

Fettgebäck
Gebäck, das unter Zusatz von Fett hergestellt wird. Dazu gehören Blätterteig- und Plunderteiggebäck, Dänische Splitterbrötchen, Croissants etc. Butterbrötchen werden unter Verwendung von mindestens 10 Prozent Butter oder Butterschmalz (bezogen auf das Mehl) hergestellt.

Toastbrot
Dabei handelt es sich um Laib- oder Schnittbrot, das zum Toasten bzw. Rösten verwendet und mit bis zu

10 Prozent Fett- und/oder Zuckerzusätzen versehen ist.

Transfettsäuren

Chemisch »falsch« geknickte Fettsäuren, die in größeren Mengen bei der Fetthärtung (Margarineherstellung, Herstellung von Überzugsfetten) und in geringen Mengen beim natürlichen Verdauungsvorgang von Wiederkäuern entstehen. Sie kommen daher in geringen Mengen in Milch, Butter, Rindertalg und Hammeltalg vor. Größere Mengen an Transfettsäuren kommen in gehärteten Margarinesorten, Überzugsfetten, süßen Brotaufstrich-Cremes (z.B. Nuß-Cremes) sowie in manchen Bratfetten und Salatölen vor. Jüngst sind Transfettsäuren in Verdacht geraten, Zivilisationskrankheiten wie Herzinfarkt, Arteriosklerose etc. zu begünstigen.

Emulgatoren

Verbindungen, die zwei nichtmischbare Stoffe untereinander mischbar machen, so z.B. Wasser und Fett. Emulgatoren verwendet man häufig als Zusatzstoff bei Diätprodukten.

Leichtprodukte, Light-Produkte

Sammelbezeichnung für Lebensmittel, denen unerwünschte Bestandteile ganz oder teilweise entzogen sind, um das Kaufinteresse ernährungsbewußter Verbraucher anzusprechen. Sie zählen nicht zu den Diäterzeugnissen, sondern sind für den allgemeinen Verzeht bestimmt. Sie stammen aus dem Normalsortiment und werden durch Fett- oder Zuckeraustausch entweder energiearm oder energiereduziert, durch Alkoholsenkung alkoholarm bis alkoholfrei, durch Entkoffeinierung koffeinarm bis koffeinfrei, durch Luft-oder Stickstoffeintrag leicht bekömmlich, leicht verdaulich oder locker und luftig gemacht. Es gibt keine EG-oder deutsche Rechtsregelung, die die Bezeichnung »leicht« oder »light« definiert. Was also als »leicht« oder »light« bezeichnet wird, steht ganz im Ermessen des Herstellers.

Anders ist dies bei den Bezeichnungen »energiereduziert« oder »kalorienreduziert«. Ein solchermaßen bezeichnetes Produkt muß mindestens 40 Prozent weniger Energie enthalten als das vergleichbare normale Produkt.

Ein »kalorienarmes« Produkt darf höchstens einen Brennwert von 20 kcal pro 100 ml (flüssige Produkte) bzw. 50 kcal pro 100 Gramm (feste Produkte) besitzen.

Tabellen

Hinweise zur Benutzung der Tabellen

Der Gehalt an Gesamtfett, mehrfach ungesättigten Fettsäuren, Cholesterin sowie Energie (kcal/kJ) bezieht sich, falls nicht anders angegeben, auf 100 Gramm eines verzehrfähigen Produkts, also z.B. auf geputztes Gemüse, entsteinte Früchte, Fleisch ohne Knochen, küchenfertigen Fisch (ausgenommen, ohne Kopf, Schwanz und Gräten) etc.

Mit diesen Angaben können Sie die Fett-, Cholesterin- und Energiegehalte Ihrer Mahlzeiten selbst berechnen. Wenn Sie zum Beispiel ein Stück Schweineschnitzel mit 150 Gramm haben, dann multiplizieren Sie die Werte aus der Tabelle mit dem Faktor 1,5. Für 75 Gramm Sahne multiplizieren Sie die Werte mit dem Faktor 0,75.

Schreiben Sie sich die entsprechenden Werte für alle Zutaten untereineander, addieren Sie die einzelnen Spalten, und runden Sie die Summen auf ganze Zahlen auf oder ab.

Anfangs sollten Sie die Zutaten für Ihre Mahlzeiten exakt nachwiegen, um auch wirklich von den richtigen Gewichten auszugehen und die Werte korrekt zu berechnen. Mit der Zeit gewinnt man ein Gefühl für Gewichte und Mengen, so daß das Augenmaß recht verläßlich wird und für die Zubereitung von Speisen ausreicht. Schneiden Sie bei Fleisch und Schinken Fettränder etwas zurück oder möglichst ganz weg, und wiegen Sie das Ganze erst dann ab. Wenn Sie ein Produkt nachschlagen wollen, es aber nicht in der Tabelle finden, dann behelfen Sie sich mit den Werten eines Lebensmittels, das dem gesuchten am ähnlichsten ist. Zum Beispiel: Zungenwurst ist nicht aufgeführt, dann nehmen Sie einfach die Werte von Thüringer Rotwurst. Oder Knoblauchbutter ist nicht erwähnt: Nehmen Sie hier die Werte von Kräuterbutter. Und wenn Sie »Sonnenblumenmargarine« suchen, sind Sie bei »Pflanzenmargarine« richtig.

In der Tabelle der »Party- und Freizeitsnacks« beziehen sich die Angaben auf die Standardportion oder das Stückgewicht (z.B. 1 Wurstbrötchen, 1 Praline). Bei Getränken finden Sie Angaben pro Glas, wobei das Volumen in Milliliter (ml) zusätzlich abgegeben ist.

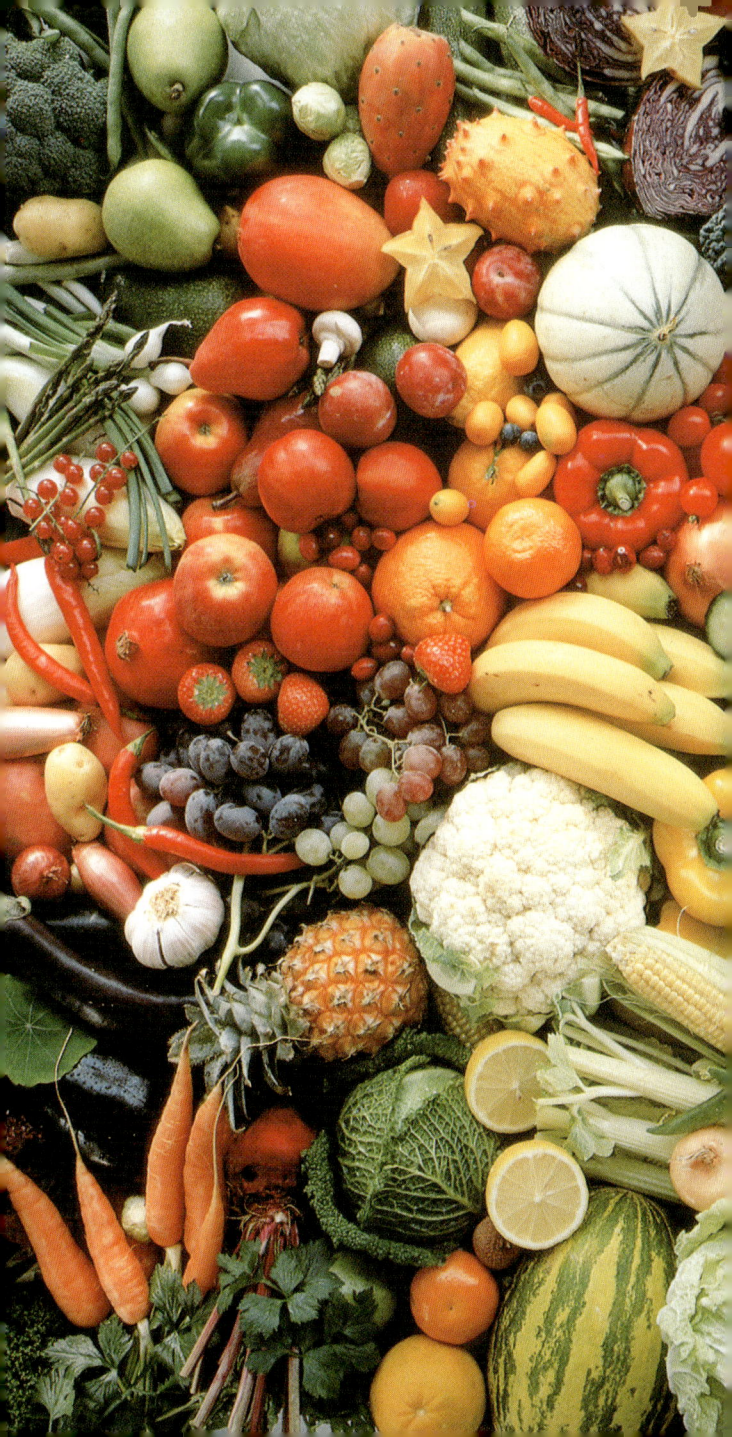

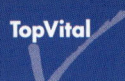

FETTE UND ÖLE

Lebensmittel (pro 100 g verzehrbarer Anteil)	Kilokalorie (kcal)	Kilojoule (kJ)	Gesamtfett (g)	mehrfach ungesättigte Fettsäuren (g)	Cholesterin (mg)
Tierische Fette					
Butter	754	3156	83,0	3,0	240
Kräuterbutter	662	2766	73,0	–	202
Milchhalbfett	385	1610	40,5	1,2	113
Butterschmalz	897	3752	99,5	3,7	340
Schweineschmalz	898	3756	99,7	11,3	86
Gänseschmalz	896	3747	99,5	10,9	100
Pflanzliche Fette und Öle					
Pflanzenmargarine	722	3021	80,0	25,5	7
Halbfettmargarine	368	1540	40,0	17,5	4
Diätmargarine	722	3021	80,0	46,7	1
Maiskeimöl	899	3762	99,9	56,0	+ bis 4
Pflanzenöl i.D.	899	3762	99,9	56,0	+ bis 4
Sonnenblumenöl	898	3758	99,8	63,0	+ bis 3
Sojaöl	899	3762	99,9	60,0	2
Erdnußöl	895	3746	99,4	31,0	1 bis 2
Walnußöl	896	3749	99,5	70,8	1 bis 2
Safloröl (Distelöl)	899	3761	99,9	75,0	0
Sesamöl	896	3747	99,5	43,2	0 bis 6
Leinöl	896	3747	99,5	68,7	7
Olivenöl	897	3754	99,6	9,0	0 bis 1
Palmkernfett	894	3741	99,3	2,4	0 bis 2
Palmöl	898	3757	99,8	9,0	2
Kokosfett	894	3741	99,0	1,4	1 bis 2
Mayonnaisenprodukte					
Mayonnaise (80 % Öl)	752	3146	81,6	32,0*	142
Salatmayonnaise (50 % Öl)	499	2088	50,8	17,2	52
Salatcreme (37 % Öl)	396	1657	39,5	–	–
Remoulade (80 % Öl)	735	3075	80,0	–	–
Remoulade (50 % Öl)	480	2008	50,8	–	–

Zeichenerklärung: –) keine Daten   +) in Spuren   i. D.) im Durchschnitt
*) mit Maiskeimöl zubereitet

EIER* UND TROCKENEIPRODUKTE

Lebensmittel (pro 100 g verzehrbarer Anteil)	Kilokalorie (kcal)	Kilojoule (kJ)	Gesamtfett (g)	mehrfach ungesättigte Fettsäuren (g)	Cholesterin (mg)
Hühnerei					
Vollei, frisch	159	665	12,9	1,7	604
Gew. Kl. XL, 75 g	107	448	7,8	–	405
Gew. Kl. L, 68 g	100	418	7,4	–	381
Gew. Kl. M, 60 g	91	381	6,7	–	344
Gew. Kl. S, 52 g	83	347	6,1	0,9	314
Eigelb, frisch	353	1476	31,9	4,5	50
Eiklar, frisch	48	202	0,2	+	0
Eigelb, mittelgroß, ca. 19 g	68	285	6,1	0,9	314
Eiklar, mittelgroß, ca. 33 g	16	67	0,1	+	0
Vollei, getrocknet	571	2389	41,9	5,6	2200
Eigelb, getrocknet	681	2849	61,6	8,7	3100
Eiklar, getrocknet	352	1473	1,5	+	0

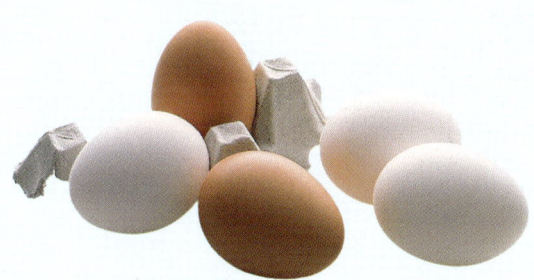

Zeichenerklärung: –) keine Daten   +) in Spuren

*) Bei dem angegebenen Gewicht der Hühnereier muß von einem Schalenanteil von 5 bis 6 g pro Ei ausgegangen werden. Ein Ei der Gewichtsklasse S beispielsweise, das 52 g wiegt, enthält demnach nur etwa 48 g verzehrbaren Ei-Anteil. Die Nährstoffangaben beziehen sich auf das Gewicht des verzehrbaren Ei-Anteils.

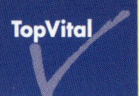

MILCH UND MILCHPRODUKTE

Lebensmittel (pro 100 g verzehrbarer Anteil)	Kilokalorie (kcal)	Kilojoule (kJ)	Gesamtfett (g)	mehrfach ungesättigte Fettsäuren (g)	Cholesterin (mg)
Milch und Trockenmilch					
Frauenmilch,	67	280	3,7	0,4	25
Kuhmilch					
H–Milch, 3,5 % Fett	64	268	3,5	0,1	11
H–Milch, 1,5 % Fett	47	197	1,5	0,1	5
H-Milch, mager	35	146	0,1	+	+
Rohmilch (Vorzugsmilch)	67	280	3,8	0,2	12
pasteurisiert,natürl.Fettgeh.	67	280	3,8	0,2	14
pasteurisiert, 3,5 % Fett	64	268	3,5	0,1	13
pasteurisiert, 1,5% Fett	47	197	1,5	0,1	6
Magermilchpulver	356	1490	0,9	–	0
Vollmilchpulver	490	2050	26,3	0,8	98
Schafmilch	104	435	7,0	0,2	11
Stutenmilch	47	197	1,5	–	–
Ziegenmilch	70	293	4,3	0,1	10
Milchprodukte					
Buttermilch	34	142	0,5	+	2
Reine	38	159	0,6	+	2
Frucht-	63	264	0,6	+	2
Multivitamin-	64	268	0,1	+	1
Pulver	376	1573	6,0	0,2	20
Crème double	418	1749	43,1	1,7	125
Crème fraîche	318	1331	32,0	1,3	95
Dickmilch					
Sahne, 10 % Fett	120	502	10,0	0,4	37
3,5 % Fett	64	268	3,5	0,1	13
1,5 % Fett	46	193	1,5	+	6
mager	34	142	0,1	0	1
Diätfruchtjoghurt					
mit Vitaminen, 3,5 % Fett	70	293	3,5	0,1	12
1,5 % Fett	50	209	1,2	+	5
mager	42	176	0,2	+	1
mit Müsli, 1,5 % Fett	96	402	3,5	0,2	5

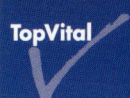
MILCH UND MILCHPRODUKTE

Lebensmittel (pro 100 g verzehrbarer Anteil)	Kilokalorie (kcal)	Kilojoule (kJ)	Gesamtfett (g)	mehrfach ungesättigte Fettsäuren (g)	Cholesterin (mg)
Fruchtjoghurt					
Sahne-, 10 % Fett	144	602	8,7	0,4	32
3,8 % Fett	98	410	3,4	0,1	12
3,5 % Fett	95	397	3,1	0,1	11
1,5 % Fett	78	327	1,3	+	4
mager	69	289	0,1	–	1
1,5 % Fett, mit Müsli	96	402	1,7	0,1	6
Joghurt, natur					
Sahne-, 10 % Fett	120	502	10,0	0,4	37
3,8 % Fett	66	276	3,8	0,2	14
3,5 % Fett	64	268	3,5	0,1	13
1,5 % Fett	46	192	1,5	+	6
mager	34	142	0,1	+	1
mager, gerührt	37	155	0,2	+	1
Kefir, natur					
1,5 % Fett	46	193	1,5	0,1	6
3,5 % Fett	64	268	3,5	0,1	13
Sahne-, 10 % Fett	125	523	10,0	0,4	37
Kefir, Frucht-, 1,5 % Fett	81	339	1,3	+	5
Kondensmilch					
7,5 % Fett	132	552	7,7	0,3	28
10 % Fett	175	732	10,0	0,4	38
Milchmischgetränk					
mit Frucht (1,5 % Fett)	78	326	1,4	+	6
Schoko- (1,5 % Fett)	61	255	1,6	+	6
Schoko- (3,5 % Fett)	78	326	3,5	0,1	12
Milchpudding	109	456	2,9	0,1	11
Milchreis (Dessert), i. D.	122	510	2,5	0,1	9
Diät-, i. D.	70	293	0,8	+	3
Mokkajoghurt, 3,5 % Fett	106	444	3,5	0,1	13
Molke					
Süß-	24	100	0,2	–	2
Sauer-	23	96	0,2	–	2
Kur-	36	151	0	–	2
Fruchtgetränk	52	218	0	–	1

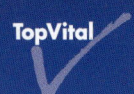

MILCH UND MILCHPRODUKTE

Lebensmittel (pro 100 g verzehrbarer Anteil)	Kilokalorie (kcal)	Kilojoule (kJ)	Gesamtfett (g)	mehrfach ungesättigte Fettsäuren (g)	Cholesterin (mg)
Molkenpulver	350	1464	1,1	–	0
Müslijoghurt, 1,5 % Fett	102	427	1,4	+	5
Nußjoghurt, 3,5 % Fett	95	397	3,1	0,1	11
Sahne					
sauer, 10 % Fett	118	494	10,0	0,4	37
sauer, 18 % Fett	188	787	18,0	0,7	60
sauer, 24 % Fett	243	1017	24,0	0,9	74
Kaffeesahne, 12 % Fett	136	569	12,0	0,5	46
Schlagsahne, 30 % Fett	293	1226	30,0	1,2	90
Schlagsahne, 36 % Fett	345	1443	36,0	1,4	105
Sprühsahne, 30 % Fett	312	1305	30,0	1,2	89
Schafmilchjoghurt, 6 % Fett	94	393	6,0	0,2	9
Vanillejoghurt, 3,5 % Fett	95	397	3,0	0,1	11
Ymer	74	310	3,5	0,1	13

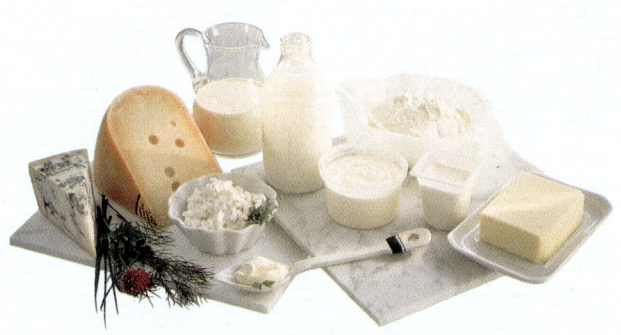

Zeichenerklärung: –) keine Daten   +) in Spuren
F.i.Tr.) Fett in der Trockenmasse

Hinweis

Bei den Milchprodukten mit Zusätzen bezieht sich der hinter dem Produktnamen angegebene Fettgehalt auf den Milchanteil. Diätjoghurts sind mit Süßstoff, Diabetikerzucker oder Zuckeraustauschstoff gesüßt und für Diabetiker geeignet, aber oft nicht fettreduziert. Beachten Sie die Hinweise auf dem Etikett und bei Übergewicht auch den Fettgehalt.

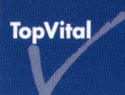

FRISCHKÄSE UND KÄSE

Lebensmittel (pro 100 g verzehrbarer Anteil)	Kilokalorie (kcal)	Kilojoule (kJ)	Gesamtfett (g)	mehrfach ungesättigte Fettsäuren (g)	Cholesterin (mg)
Frischkäse					
Frischkäse					
Rahm-, 50 % F.i.Tr.	252	1050	20,3	0,8	61
Doppelrahm-, 60 % F.i.Tr.	288	1205	28,0	1,1	84
Doppelrahm-, 70 % F.i.Tr.	305	1276	29,0	1,2	87
-creme, mager	59	247	1,0	+	4
-zubereitung, 20 % F.i.Tr.	125	523	6,0	0,2	18
-zubereitung, 50 % F.i.Tr.	189	791	15,3	0,6	57
mit Kräutern, 60 % F.i.Tr.	253	1055	23,0	0,9	85
körniger, 20 % F.i.Tr.	100	418	5,0	0,1	18
Mascarpone	460	1925	47,5	1,9	138
Mozzarella, 45 % F.i.Tr.	255	1067	19,8	0,5	46
Robiola, 75 % F.i.Tr.	335	1402	33,0	1,3	100
Schafkäse 40 % F.i.Tr.	219	916	16,0	0,6	38
Schafkäse, 45 % F.i.Tr.	239	1000	18,8	0,7	45
Schichtkäse, 10 % F.i.Tr.	82	343	2,0	0,1	7
Schichtkäse, 20 % F.i.Tr.	100	418	4,4	0,2	16
Schichtkäse, 40 % F.i.Tr.	147	615	10,3	0,4	38
Speisequark					
Sahne-, 40 % F.i.Tr.	144	602	10,3	0,4	31
20 % F. i. Tr.	100	418	4,4	0,2	16
mager	70	293	0,2	+	1
mit Kräutern, 40 % F.i.Tr.	146	611	10,2	0,4	38
mit Kräutern, 20 % F.i.Tr.	100	418	5,3	0,3	21
mit Früchten, 20 % F.i.Tr.	125	523	3,7	–	13
Diät-, mager	52	218	0,2	–	1
Ziegenfrischkäse, 45 % F.i.Tr.	207	866	16,0	0,5	27
Käse (gereifter Käse)					
1. Hartkäse, Reibe- und Streukäse					
Allg. Hartkäse, 45 % F.i.Tr.	387	1619	30,0	1,2	70
Allg. Hartkäse, 30 % F.i.Tr.	287	1201	18,0	0,7	42
Bergkäse, 50 % F.i.Tr.	394	1648	31,6	1,2	74
Chester, 50 % F.i.Tr.	397	1661	32,4	1,3	76
Emmentaler, 45 % F.i.Tr.	387	1619	30,0	1,2	70

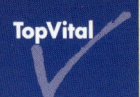

FRISCHKÄSE UND KÄSE

Lebensmittel (pro 100 g verzehrbarer Anteil)	Kilokalorie (kcal)	Kilojoule (kJ)	Gesamtfett (g)	mehrfach ungesättigte Fettsäuren (g)	Cholesterin (mg)
Greyerzer, 45 % F.i.Tr.	387	1619	30,0	1,7	70
Hobelkäse, 50 % F.i.Tr.	475	1987	38,0	1,5	89
Parmesan, 32 % F.i.Tr.	358	1498	22,5	0,9	53
Provolone, 45 % F.i.Tr.	365	1527	28,9	0,9	–
Reibekäse, 45 % F.i.Tr.	387	1619	30,0	1,2	70
Sbrinz, 45 % F.i.Tr.	426	1782	33,0	1,5	77
2. Schnittkäse					
Appenzeller, 50 % F.i.Tr.	390	1632	31,6	1,3	74
Balsfjord, 45 % F.i.Tr.	347	1452	27,0	0,9	54
Bavaria blue, 70 % F.i.Tr.	414	1732	40,0	1,6	112
Bleu d'Auvergne, 50 % F.i.Tr.	360	1506	29,6	1,2	69
Bleu de Bresse, 50 % F.i.Tr.	360	1506	29,6	1,2	69
Butterkäse, 30 % F.i.Tr.	246	1029	15,4	0,6	36
45 % F.i.Tr.	301	1259	23,5	0,9	54
50 % F.i.Tr.	318	1331	26,5	1,1	62
60 % F.i.Tr.	385	1611	34,7	1,4	81
Ziegen-, 48 % F.i.Tr.	332	1389	27,0	0,7	45
Cambozola, 70 % F.i.Tr.	414	1732	40,0	1,6	112
Danablu, 50 % F.i.Tr.	360	1506	29,6	1,2	69
Danbo, 45 % F.i.Tr.	329	1377	25,4	1,0	59
Edamer, 30 % F.i.Tr.	257	1075	16,0	0,6	37
Edamer, 40 % F.i.Tr.	303	1268	22,3	1,0	52
Esrom, 45 % F.i.Tr.	301	1259	23,5	1,0	54
Fontina, 45 % F.i.Tr.	329	1377	25,0	1,0	58
Freib. Vacherin, 50 % F.i.Tr.	357	1494	28,0	1,1	65
Geheimratskäse, 50 % F.i.Tr.	358	1498	29,6	1,1	69
Gouda, 48 % F.i.Tr.	346	1448	28,0	1,1	65
Hardanger (Ziegenkäse)	340	1423	26,3	0,7	44
Havarti, 45 % F.i.Tr.	328	1372	25,4	1,0	59
Jarlsberg, 45 % F.i.Tr.	352	1473	26,9	1,1	69
Maasdamer, 45 % F.i.Tr.					64
Pyrenäenkäse, 50 % F.i.Tr.	359	1502	29,6	1,2	69
Raclette, 48 % F.i.Tr.	346	1448	28,0	1,1	65
Roquefort, 52 % F.i.Tr.	374	1565	32,0	0,8	72

FRISCHKÄSE UND KÄSE

Lebensmittel (pro 100 g verzehrbarer Anteil)	Kilokalorie (kcal)	Kilojoule (kJ)	Gesamtfett (g)	mehrfach ungesättigte Fettsäuren (g)	Cholesterin (mg)
Tête de Moine, 50 % F.i.Tr.	388	1623	32,0	1,3	74
Tilsiter, 45 % F.i.Tr.	328	1372	25,4	0,1	59
Tilsiter, 50 % F.i.Tr.	359	1502	29,6	1,2	69
Trappistenkäse, 45 % F.i.Tr.	345	1443	26,8	1,1	62
Wilstermarschk., 45 % F.i.Tr.	321	1345	24,9	1,0	58
Ziegenkäse, 48 % F.i.Tr.	355	1485	28,5	0,7	47
Ziegenkäse, 45 % F.i.Tr.	313	1310	24,4	0,6	41
3. Weichkäse (mit Innen- und Außenschimmel)					
Bresso, 70 % F.i.Tr.	419	1753	40,5	1,6	112
Brie, 45 % F.i.Tr.	281	1176	21,8	0,9	51
Brie, 50 % F.i.Tr.	367	1536	33,2	1,3	72
Camembert, 60 % F.i.Tr.	367	1536	33,2	1,3	93
50 % F.i.Tr.	315	1318	25,5	1,0	72
45 % F.i.Tr.	281	1176	21,8	0,9	51
40 % F.i.Tr.	257	1075	18,7	0,7	44
30 % F.i.Tr.	207	866	12,8	0,5	30
Back-, 45 % F.i.Tr.	306	1280	17,0	0,7	40
Edelpilzkäse, 45 % F.i.Tr.	284	1188	23,0	0,9	53
Edelpilzkäse, 60 % F.i.Tr.	430	1799	39,1	1,6	90
Edelpilzkäse, 70 % F.i.Tr.	463	1937	44,7	1,6	104
Gorgonzola, 50 % F.i.Tr.	315	1315	25,5	1,0	72
Limburger, 20 % F.i.Tr.	188	787	9,0	0,4	21
Limburger, 40 % F.i.Tr.	272	1138	19,7	0,8	46
Limburger, 50 % F.i.Tr.	316	1322	26,0	0,9	61
Münster, 45 % F.i.Tr.	295	1234	23,0	0,9	54
Münster, 50 % F.i.Tr.	316	1322	26,0	1,1	61
Romadur, 20 % F.i.Tr.	188	787	9,0	0,4	21
Romadur, 40 % F.i.Tr.	272	1138	19,7	0,8	46
Romadur, 60 % F.i.Tr.	382	1598	34,7	1,4	81
Weichkäse, 60 % F.i.Tr.	367	1536	33,2	1,3	93
Weichkäse, 70 % F.i.Tr.	414	1732	40,0	1,6	112
Weinkäse, 20 % F.i.Tr.	196	820	9,3	0,4	35
Weinkäse, 45 % F.i.Tr.	295	1236	23,0	0,9	54
Weißlacker, 45 % F.i.Tr.	294	1230	23,0	0,9	54

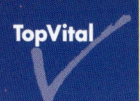
FRISCHKÄSE UND KÄSE

Lebensmittel (pro 100 g verzehrbarer Anteil)	Kilokalorie (kcal)	Kilojoule (kJ)	Gesamtfett (g)	mehrfach ungesättigte Fettsäuren (g)	Cholesterin (mg)
Weißlacker, 50 % F.i.Tr.	327	1368	27,0	1,1	63
Ziegenkäse, 45 % F.i.Tr.	281	1176	21,8	0,3	35
Ziegenkäse, 60 % F.i.Tr.	367	1535	33,2	0,9	–
4. Sauermilch- und Molkenkäse					
Gjetost, 35 % F.i.Tr.	454	1900	28,7	1,2	67
Mainzer Handkäse, Korb- käse, Quargel, Harzer					
Käse, 2 % F.i.Tr.	129	540	0,7	+	3

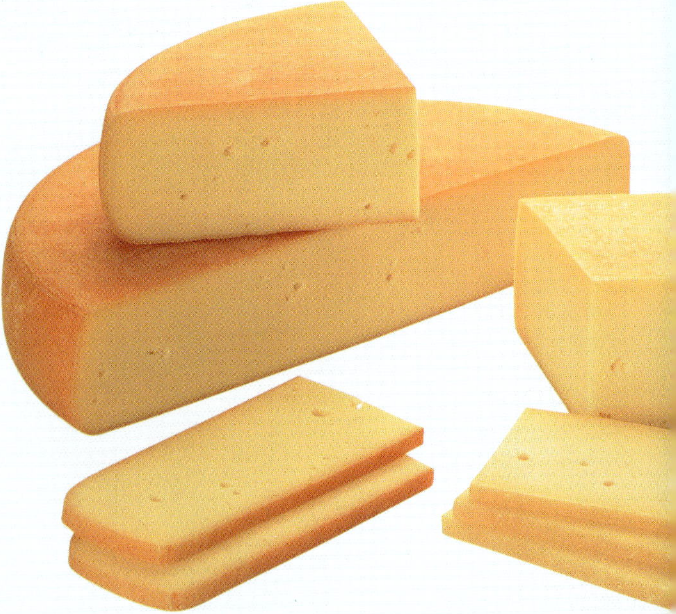

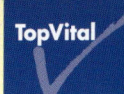
FRISCHKÄSE UND KÄSE

Lebensmittel (pro 100 g verzehrbarer Anteil)	Kilokalorie (kcal)	Kilojoule (kJ)	Gesamtfett (g)	mehrfach ungesättigte Fettsäuren (g)	Cholesterin (mg)
5. Schmelzkäse					
Schnittfester Schmelzkäse					
20 % F.i.Tr.	222	929	12,0	0,5	27
30 % F.i.Tr.	219	916	13,6	0,5	31
45 % F.i.Tr.	298	1247	24,0	1,0	55
50 % F.i.Tr.	347	1452	29,0	1,2	66
geräuchert, 45 % F.i.Tr.	308	1289	24,0	1,0	55
Streichfähiger Schmelzkäse					
Käseecke, 20 % F.i.Tr.	190	795	10,0	0,4	23
30 % F.i.Tr.	211	883	14,0	0,6	32
40 % F.i.Tr.	253	1059	19,0	0,8	44
45 % F.i.Tr.	290	1213	22,3	0,9	52
50 % F.i.Tr.	321	1343	12,0	27,2	62
60 % F.i.Tr.	340	1423	10,3	31,5	73
Kochkäse, 10 % F.i.Tr.	103	431	14,7	3,0	7
20 % F.i.Tr.	125	523	13,8	5,9	14

Zeichenerklärung: –) keine Daten   +) in Spuren
F.i.Tr.) Fett in der Trockenmasse

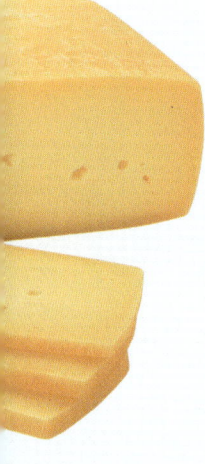

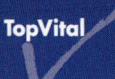

FLEISCH, FLEISCHERZEUGNISSE,WURSTWAREN

Lebensmittel (pro 100 g verzehrbarer Anteil)	Kilokalorie (kcal)	Kilojoule (kJ)	Gesamtfett (g)	mehrfach ungesättigte Fettsäuren (g)	Cholesterin (mg)
Fleisch					
1. Schweinefleisch					
Backe	539	2255	55,5	+	–
Bauch	261	1092	21,1	1,0	80
Bauchspeck, frisch	812	3397	89,0	–	60
Bug (Schulter)	271	1134	22,5	+	70
Eisbein (Hinterhaxe)	186	778	12,2	+	70
Filet (Lende)	106	444	2,0	+	70
Hackfleisch	271	1134	22,5	+	70
Kamm	197	824	13,8	+	70
Kasseler (gepök. Nacken)	237	992	17,0	–	70
Keule (Schlegel, Hinterschink.)	274	1146	22,9	+	85
Kopf	324	1356	29,1	+	–
Kotelett	150	628	7,6	+	60
Mett	318	1331	27,5	–	70
Muskelfleisch, ohne Fett	105	439	1,9	+	70
Rückenspeck, frisch	759	3176	82,5	+	100
Schnitzel (Oberschale)	106	444	1,9	+	70
Speck (Flomen)	854	3573	94,4	+	–
Herz	87	364	2,1	0,9	154
Leber	133	556	4,5	1,1	350
Niere	96	402	3,2	+	365
Zunge	207	866	15,7	+	–
2. Rindfleisch					
Corned Beef (deutsch)	141	590	6,0	–	70
Filet	121	506	4,0	0,1	70
Hackfleisch	216	904	14,0	–	–
Hochrippe (Rostbraten)	161	674	8,9	0,3	–
Kamm (Hals)	150	628	8,1	0,3	–
Keule (Schlegel, i. D)	148	619	7,1	0,2	120
Lende (Roastbeef)	130	544	4,5	0,2	60
Luncheon meat (Frühstücksfl.)	294	1230	25,4	–	85
Muskelfleisch, ohne Fett	105	439	1,7	0,1	58

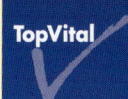

FLEISCH, FLEISCHERZEUGNISSE,WURSTWAREN

Lebensmittel (pro 100 g verzehrbarer Anteil)	Kilokalorie (kcal)	Kilojoule (kJ)	Gesamtfett (g)	mehrfach ungesättigte Fettsäuren (g)	Cholesterin (mg)
Ochsenschwanz	184	770	11,5	–	–
Rindfleisch in Dosen (i. D.)	196	820	13,6	–	70
Roulade (Keule, mager)	116	485	3,2	+	–
Schabefleisch (Tatar)	112	469	3,0	–	70
Schulter (Blatt, Bug)	153	640	8,8	+	60
Suppenfleisch (Brust)	244	1021	17,0	+	70
Tafelspitz (Keule)	184	770	12,0	+	70
Herz	124	519	6,0	0,2	150
Hirn	130	544	9,6	–	2000
Leber	121	506	2,1	0,7	260
Lunge	99	414	2,9	–	235
Niere	116	485	5,1	0,1	350
Zunge	209	874	15,9	0,2	108
3. Kalbfleisch					
Braten i. D.	112	469	3,1	+	70
Brust	131	548	6,3	–	–
Filet	95	397	1,4	–	70
Haxe	98	410	1,6	–	70
Keule (Schlegel)	97	406	1,6	0,1	70
Kotelett	112	469	3,1	0,2	70
Muskelfleisch, ohne Fett	95	397	0,8	0,3	70
Schnitzel	99	414	1,8	–	70
Bries	99	414	3,4	–	250
Herz	114	477	5,1	0,3	140
Hirn	111	464	7,6	0,3	2000
Leber	130	544	4,1	0,6	360
Lunge	90	377	2,2	+	370
Niere	128	536	6,4	0,1	380
Zunge	128	536	6,2	–	140
4. Lamm- und Hammelfleisch					
Brust	381	1594	37,0	–	–
Filet	112	467	3,4	0,1	70
Keule (Schlegel)	234	979	18,0	0,8	70

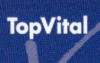
TopVital

FLEISCH, FLEISCHERZEUGNISSE, WURSTWAREN

Lebensmittel (pro 100 g verzehrbarer Anteil)	Kilokalorie (kcal)	Kilojoule (kJ)	Gesamtfett (g)	mehrfach ungesättigte Fettsäuren (g)	Cholesterin (mg)
Kotelett	348	1456	32,0	0,7	70
Lende	194	812	13,2	–	65
Muskelfleisch, ohne Fett	112	467	3,4	0,1	70
Schnitzel	131	548	6,1	0,2	–
Herz	158	661	10,0	0,4	140
Hirn	128	536	9,1	–	2200
Leber	133	556	4,0	–	300
Lunge	95	397	2,3	–	215
Zunge	194	812	14,8	–	–

Fleischerzeugnisse und Wurstwaren
1. Fleischbrühen und -extrakte

Bouillon, Rinds-, Instant, Trockenprodukt	150	628	10,0	–	–
Bouillon, Rinds-, Instant, verzehrfertig	3	14	0,2	–	–
Fette Brühe, Instant, Trockenprodukt	351	1469	26,5	–	–
Fleischextrakt, konzentriert	247	1033	0,9	–	–
Fleischbrühe, Instant, verzehrfertig	14	59	0,8	–	–
Fleischbrühe, Instant, Trockenprodukt	700	2929	40,0	–	–

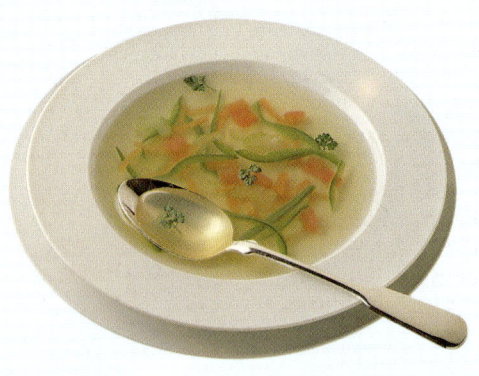

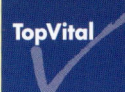
FLEISCH, FLEISCHERZEUGNISSE,WURSTWAREN

Lebensmittel (pro 100 g verzehrbarer Anteil)	Kilokalorie (kcal)	Kilojoule (kJ)	Gesamtfett (g)	mehrfach ungesättigte Fettsäuren (g)	Cholesterin (mg)
Fleischsuppe, Klare, verzehrfertig		6	25	0,4	–
Gekörnte Brühe, Instant, verzehrfertig	4	17	0,2	–	–
Gekörnte Brühe, Instant, Trockenprodukt	193	808	8,5	–	–
Hühnersuppe, Instant, verzehrfertig	6	25	0,2	–	–
Hühnersuppe, Instant, Trockenprodukt	293	1226	12,2	–	–
Klare Brühe, Instant, verzehrfertig	5	21	0,2	–	–
Klare Brühe, Instant, Trockenprodukt	242	1013	12,0	–	–
2. Wurst- und Fleischwaren					
Bierschinken	169	707	11,4	–	85
Bierschinken, Truthahn-	200	837	16,0	–	–
Bockwurst	277	1159	25,3	–	100
Blutwurst	301	1259	29,0	–	85
Bratwurst, Kalbs-	266	1113	25,0	–	100
Bratwurst, Schweins-	298	1247	28,8	3,5	100
Brühwurst-Aufschnitt, fettreduziert	190	795	14,0	–	–
Bündner Fleisch	128	536	6,0	–	60
Cervelatwurst	394	1649	34,8	4,0	85
Cervelatwurst, fettreduziert	300	1255	24,0	–	–
Cervelatwurst, leicht	275	1151	21,0	–	–
Corned Beef, amerikanisch	209	875	12,0	–	70
Currywurst	300	1255	28,0	–	–
Dosenwürstchen	228	954	19,6	–	100
Fleischkäse (Leberkäse)	297	1243	27,5	2,0	85
Fleischrotwurst, leicht	180	753	12,0	–	–
Fleischwurst (Lyoner)	296	1239	28,5	3,0	85
Fleischwurst, fettreduziert	195	816	15,0	–	–

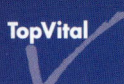

FLEISCH, FLEISCHERZEUGNISSE,WURSTWAREN

Lebensmittel (pro 100 g verzehrbarer Anteil)	Kilokalorie (kcal)	Kilojoule (kJ)	Gesamtfett (g)	mehrfach ungesättigte Fettsäuren (g)	Cholesterin (mg)
Fleischwurst, Kalbs-	320	1339	30,0	–	61
Frankfurter Würstchen	272	1138	24,4	2,0	65
Geflügel-Fleischpastete	139	582	18,0	–	–
Geflügelmortadella	191	799	15,0	–	–
Geflügel-Schinkenwurst	173	724	13,0	–	–
Geflügelsülze mit Curry	73	305	1,0	–	–
Geflügelwurst, mager	108	452	4,8	–	–
Gelbwurst	281	1176	26,9	–	–
Hackfleisch, halb und halb	260	1088	20,0	1,3	65
Jagdwurst	205	858	25,0	–	85
Kabanossi	394	1649	34,8	–	85
Katenrauchwurst, leicht	275	1151	21,0	–	–
Knackwurst	300	1255	28,0	–	–
Krakauer	264	1105	23,0	–	51
Lachsschinken	156	653	7,0	–	65
Landleberwurst, fettreduziert	280	1172	24,0	–	–
Leberpastete	314	1314	28,6	–	150
Leberwurst, grob	328	1372	29,2	–	85
Leberwurst, Kalbs-, fettreduziert	260	1088	21,0	–	–
Leberwurst, Kalbs-, fein, leicht	245	1025	19,0	–	–
Leberwurst, Kalbs-, grob, leicht	227	950	17,0	–	–
Leberwurst, Pfälzer, fettreduziert	253	1059	21,0	–	–
Leberwurst, mager	257	1075	21,0	–	85
Mettwurst, Bauern-, fettreduziert	253	1059	21,0	–	–
Mettwurst, Braunschweiger	390	1632	37,2	2,0	85
Mettwurst	352	1473	33,0	–	53
Mortadella	345	1443	32,8	3,0	85
Putenbrustsülze mit Champignons	82	343	2,0	–	–
Puten-Cocktailsülze	95	397	3,0	–	–

FLEISCH, FLEISCHERZEUGNISSE,WURSTWAREN

Lebensmittel (pro 100 g verzehrbarer Anteil)	Kilokalorie (kcal)	Kilojoule (kJ)	Gesamtfett (g)	mehrfach ungesättigte Fettsäuren (g)	Cholesterin (mg)
Rindersaftschinken, gekocht/geräuchert	106	444	2,0	–	–
– in Aspik	77	322	1,0	–	–
– in Aspik m. Champignons	73	305	1,0	–	–
Rotwurst (Blutwurst)	301	1259	29,0	4,0	680
Rotwurst, Thüringer	241	1008	17,0	–	135
Salami	371	1552	33,0	5,0	85
Salami, leicht	275	1151	21,0	–	–
Salami, fettreduziert	310	297	24,0	–	–
Salami, Rinds-	232	971	16,0	–	–
Schinken, gekocht, ohne Fettrand	150	628	2,9	0,3	–
Schinken, gekocht, i. D.	193	808	12,8	1,2	85
Schinken, roh, geräuchert	383	1603	35,0	2,8	110
Schinkenspeck	402	1682	36,0	–	110
Schinkensülze mit Mixed Pickles	95	397	3,0	–	–
Schinkenwurst-Aufschnitt, fettreduziert	200	837	14,0	–	–
Schinkenwurst, leicht	275	1151	21,0	–	–
Schinkenwurst mit Zusätzen*	169	707	11,4	–	85
Schinkenwurst, Truthahn-	195	816	14,0	–	–
Speck, durchwachsen, geräuchert	621	2598	65,0	6,6	90
Teewurst	366	1531	35,0	–	60
Teewurst, fettreduziert	310	1297	27,0	–	–
Weißwurst, Münchner	287	1201	27,0	–	100
Wiener Würstchen	296	1239	28,3	–	85
Wiener Würstchen, fettreduziert	195	816	15,0	–	–

Zeichenerklärung: –) keine Daten   +) in Spuren   i. D.) im Durchschnitt
*) Viele Wurstwaren sind mit Zusätzen wie Paprika, Champignons, Pistazien, Kräutern etc. im Handel. Die Nährwerte unterscheiden sich nicht wesentlich.

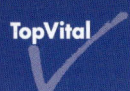
TopVital

GEFLÜGEL, WILD & SONSTIGE FLEISCHARTEN

Lebensmittel (pro 100 g verzehrbarer Anteil)	Kilokalorie (kcal)	Kilojoule (kJ)	Gesamtfett (g)	mehrfach ungesättigte Fettsäuren (g)	Cholesterin (mg)
1. Geflügel					
Ente i. D.	227	950	17,2	3,1	70
Gans i. D.	342	1431	31,0	4,4	75
Huhn, Brathähnchen	166	695	9,6	2,5	99
Hähnchenbrust mit Haut	145	607	6,2	1,9	66
Hähnchenkeule mit Haut	174	728	11,2	2,6	85
Huhn, Suppenhuhn	257	1075	20,3	5,6	75
Hühnerherz	124	519	5,3	–	170
Hühnerleber	136	569	4,7	–	492
Maiskorn-Hähnchen	151	632	7,0	–	–
Putenbrust ohne Haut	105	439	1,0	0,2	60
Putenkeule ohne Haut	114	477	3,6	0,9	75
Putenherz	118	494	6,0	–	–
Putenleber	111	464	3,0	–	–
Puter, ausgewachsen, i. D.	212	887	15,0	4,4	74
Puter, jung, i. D.	151	632	6,8	2,4	75
Stubenküken	116	485	4,0	–	–

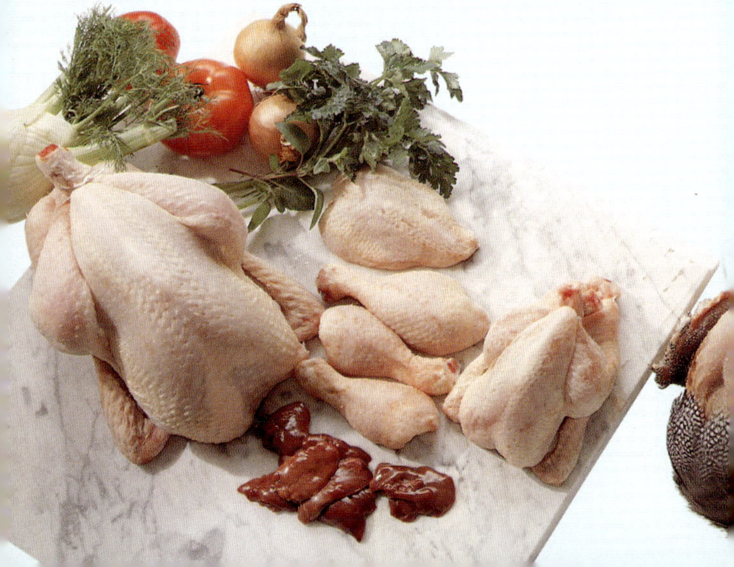

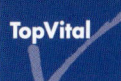
GEFLÜGEL, WILD & SONSTIGE FLEISCHARTEN

Lebensmittel (pro 100 g verzehrbarer Anteil)	Kilokalorie (kcal)	Kilojoule (kJ)	Gesamtfett (g)	mehrfach ungesättigte Fettsäuren (g)	Cholesterin (mg)
2. Wild und Wildgeflügel					
Fasan	169	707	9,0	–	–
Flugente	227	950	17,0	–	–
Hase	113	473	3,0	0,1	65
Hirsch	112	469	3,3	–	110
Kaninchen i. D.	152	636	7,6	1,5	70
Kaninchenkeule	115	481	3,0	–	–
Perlhuhn	145	607	7,0	–	–
Reh, Keule (Schlegel)	97	406	1,3	–	110
-Rücken	122	510	3,6	0,1	110
Taube	226	945	18,0	–	–
Wildschwein, Keule	109	456	3,0	–	65
3. Sonstige Fleischarten					
Pferd i. D.	107	448	2,7	0,6	60
Ziege i. D.	149	623	7,9	–	–

Zeichenerklärung: –) keine Daten   +) in Spuren   i. D.) im Durchschnitt

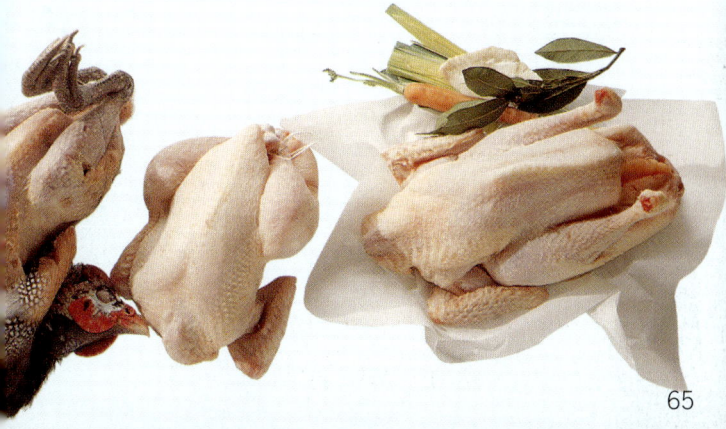

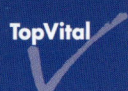

FISCHE UND FISCHERZEUGNISSE

Lebensmittel (pro 100 g verzehrbarer Anteil)	Kilokalorie (kcal)	Kilojoule (kJ)	Gesamtfett (g)	mehrfach ungesättigte Fettsäuren (g)	Cholesterin (mg)
Süßwasserfische					
Aal, Flußaal	281	1176	24,5	3,2	164
Barsch, Flußbarsch	81	339	0,8	0,1	72
Brasse (Brachse)	116	485	5,5	1,6	–
Felchen (Renke)	100	418	3,2	1,0	–
Forelle (Bachforelle)	102	427	2,7	1,0	55
Hecht	82	343	0,9	0,4	63
Karpfen	115	481	4,8	1,1	75
Lachs	202	845	13,6	5,3	44
Schleie	77	322	0,7	–	–
Waller (Wels)	163	682	11,3	–	–
Zander	83	347	0,7	0,2	–
Seefische					
Flunder	72	301	0,7	–	50
Heilbutt	101	423	2,3	1,0	41
Hering	236	987	17,8	4,2	77
Heringsfilet	207	866	15,0	4,1	60
Hering, Ostsee-	155	649	9,2	2,3	44
Kabeljau (Dorsch)	73	305	0,4	0,2	50
Kabeljaufilet	68	285	+	+	30
Katfisch (Steinbeißer)	88	368	2,8	–	–
Lengfisch	81	339	0,6	–	–
Makrele	180	753	11,,6	2,4	70
Meeräsche	120	502	4,3	–	–
Rotbarsch (Goldbarsch)	105	439	3,6	0,9	38
Rotzunge	72	301	1,1	–	–
Sardelle	101	423	2,3	–	–
Sardine	124	519	5,2	1,7	–
Schellfisch	77	322	0,6	0,2	60
Scholle	86	360	1,9	–	63
Schwertfisch	117	490	4,4	–	–
Seehecht	91	381	2,5	0,8	–
Seelachs (Köhler)	80	335	0,8	0,2	33
Seezunge	83	347	1,4	0,3	60

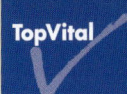

FISCHE UND FISCHERZEUGNISSE

Lebensmittel (pro 100 g verzehrbarer Anteil)	Kilokalorie (kcal)	Kilojoule (kJ)	Gesamtfett (g)	mehrfach ungesättigte Fettsäuren (g)	Cholesterin (mg)
Sprotte	216	904	16,6	–	–
Steinbutt	82	343	1,7	–	–
Thunfisch	226	946	15,5	4,6	–
Walfleisch	123	515	3,4	–	–
Fischerzeugnisse *					
Aal, geräuchert	329	1377	28,6	3,3	190
Bismarckhering	210	879	16,0	3,5	60
Brathering	204	854	15,2	–	87
Bückling	224	937	15,5	4,7	90
Flunder, geräuchert	110	461	1,9	–	–
Forelle, geräuchert	130	544	3,4	–	60
Hering in Gelee	164	686	12,6	–	36
Hering in Tomatensauce	204	855	15,0	–	42
Heringsmilch	109	456	2,8	–	–
Heringsrogen	132	552	3,1	–	–
Katfisch, geräuchert	124	519	3,6	–	–

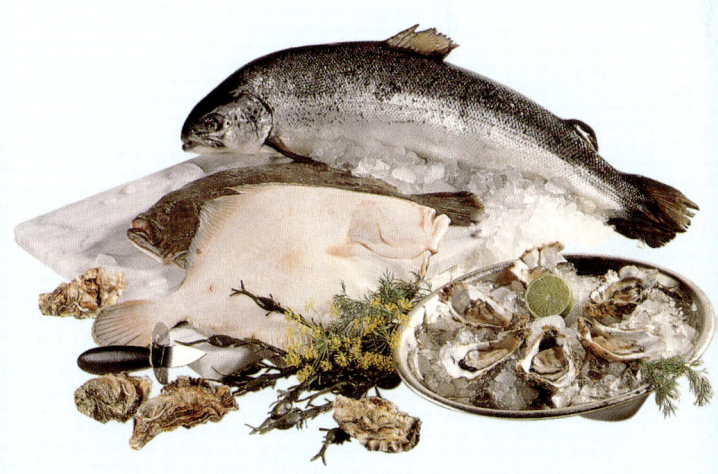

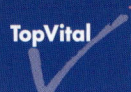

FISCHE UND FISCHERZEUGNISSE

Lebensmittel (pro 100 g verzehrbarer Anteil)	Kilokalorie (kcal)	Kilojoule (kJ)	Gesamtfett (g)	mehrfach ungesättigte Fettsäuren (g)	Cholesterin (mg)
Kaviar, Echter russischer	244	1021	15,5	–	300
Kaviarersatz	115	481	6,5	–	–
Krabben (Shrimps, Dose)	92	385	2,5	–	100
Krebsfleisch (Dose)	87	364	1,7	–	–
Lachs, geräuchert	315	1318	19,4	0,2	42
Lachs in Öl (Glas)	271	1134	22,8	–	–
Lachsersatz in Öl	150	628	8,0	–	–
Makrele, geräuchert	222	929	15,5	–	83
Matjeshering	267	1117	22,6	5,0	60
Ölsardine (Dose)	222	929	13,9	3,2	140
Rotbarsch, geräuchert	145	607	5,5	–	–
Salzhering	218	912	15,4	–	–
Schellfisch, geräuchert	93	389	0,5	–	–
Schillerlocken	302	1264	24,1	4,6	–
Seelachs, geräuchert	98	410	7,0	–	44
Stockfisch	339	1418	2,5	–	–
Thunfisch in Öl	283	1184	20,9	–	32

Zeichenerklärung: –) keine Daten   +) in Spuren

*) Die Angaben für Räucherfisch beziehen sich auf den verzehrbaren Anteil ohne Haut. Durch das Räuchern nimmt der Wassergehalt des Fisches deutlich ab, die Nährstoffe und die Kalorien konzentrieren sich, so daß man von 20 % mehr Energie, Eiweiß und Fett als beim frischen Fisch ausgehen kann (Faustregel!). Bei den in Öl eingelegten Fischteilen liegt das Gesamtprodukt (Fisch und Ölanteil) zugrunde.

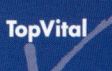
MEERESFRÜCHTE, KRUSTEN- UND WEICHTIERE

Lebensmittel (pro 100 g verzehrbarer Anteil)	Kilokalorie (kcal)	Kilojoule (kJ)	Gesamtfett (g)	mehrfach ungesättigte Fettsäuren (g)	Cholesterin (mg)
Austern	66	276	1,2	0,1	260
Garnele (Speisekrabbe)	87	364	1,4	–	138
Hummer	81	339	1,9	–	135
Krebs (Flußkrebs)	65	272	0,5	–	158
Languste	84	351	1,1	0,5	140
Miesmuschel	51	213	1,3	–	150
Pilgermuschel	63	264	0,1	–	190
Schildkröte*	77	322	0,8	–	–
Steckmuschel	54	226	1,3	–	113
Tintenfisch	68	285	0,8	–	170
Weinbergschnecke	73	305	1,0	–	–

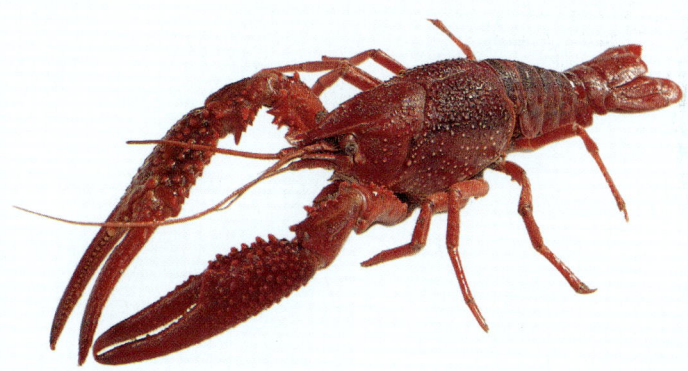

Zeichenerklärung: –) keine Daten   +) in Spuren

*) Aus Gründen des Artenschutzes sollte man auf den Verzehr von Schildkröten und Produkten daraus verzichten.

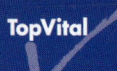

GETREIDE UND GETREIDEERZEUGNISSE

Lebensmittel (pro 100 g verzehrbarer Anteil)	Kilokalorie (kcal)	Kilojoule (kJ)	Gesamtfett (g)	mehrfach ungesättigte Fettsäuren (g)	Cholesterin (mg)
Getreide, Mehle und andere Mahlprodukte					
Amaranth	365	1527	8,8	4,1	0
Buchweizen, Grütze	345	1443	1,6	0,6	0
Korn, geschält	340	1423	1,7	0,7	0
Vollmehl	340	1423	1,7	1,1	0
Gerste, Korn	315	1318	2,1	1,3	0
Graupen	338	1414	1,4	0,2	0
Vollkornmehl	350	1464	1,9	0,2	0
Getreidesprossen i. D.	73	305	0,4	–	0
Grünkern (Dinkel), Korn	320	1339	2,7	–	0
Mehl	332	1389	2,5	–	0
Hafer, Korn	359	1502	7,1	3,0	0
Kleieflocken	310	1297	8,5	3,6	0
Vollkornflocken	354	1481	8,0	3,2	0
Instantflocken	351	1469	7,7	3,1	0
Schmelzflocken	354	1481	8,0	3,2	0
Grütze	361	1510	5,8	2,5	0
Hirse, Korn, entspelzt	354	1481	3,9	1,9	0
Mais, Korn	333	1393	3,8	1,7	0
Popcorn	368	1540	5,0	2,0	0
Maisgrieß (Polentagrieß)	339	1418	1,1	+	0
Vollmehl	333	1393	2,8	1,5	0
Quinoa, Korn	343	1435	5,0	2,6	0
Reis, Korn, Naturreis	348	1456	2,2	0,8	0
poliert, roh	347	1452	0,6	0,2	0
gekocht	115	481	0,2	+	0
poliert, parboiled, roh	345	1443	0,5	0,1	0
gekocht	106	444	0,2	0,1	0
Mehl	351	1469	0,7	0,1	0
Roggen, Korn	264	1105	1,7	0,8	0
Flocken	307	1285	1,7	0,8	0
Mehl, Type 815	300	1255	1,0	0,3	0
Mehl, Type 997	299	1251	1,1	0,3	0
Mehl, Type 1150	295	1234	1,3	0,4	0
Vollkornmehl, Type 1800	273	1142	1,5	0,4	0

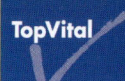

GETREIDE UND GETREIDEERZEUGNISSE

Lebensmittel (pro 100 g verzehrbarer Anteil)	Kilokalorie (kcal)	Kilojoule (kJ)	Gesamtfett (g)	mehrfach ungesättigte Fettsäuren (g)	Cholesterin (mg)
Keime, getrocknet	400	1674	11,2	5,3	0
Speisekleie	176	736	4,3	+	0
Weizen, Korn	304	1272	2,0	1,2	0
Grieß	324	1356	1,0	0,4	0
Mehl, Type 405	339	1418	1,0	0,4	0
Mehl, Type 550	339	1418	1,1	0,4	0
Mehl, Type 1050	330	1381	1,8	0,7	0
Vollkornmehl, Type 1700	306	1280	2,0	0,8	0
Keime, getrocknet	311	1301	9,2	5,9	0
Speisekleie	176	736	4,7	2,4	0
Stärkemehle					
Kartoffelstärke	336	1406	0,1	+	0
Maisstärke	346	1448	0,1	+	0
Reisstärke	343	1435	0	+	0
Weizenstärke	333	1393	0,1	+	0
Brote und Brötchen					
Roggenbrot	216	904	1,0	0,5	0
Roggenbrötchen	210	879	1,1	0,6	0
Roggenmischbrot	210	879	1,1	0,6	0
Roggenvollkornbrot	193	808	1,2	0,6	0
Weißbrot	238	996	1,2	0,7	0
Weizenbrötchen (Semmel)	272	1138	1,9	0,3	0
Weizenmischbrot	225	941	1,1	0,7	0
Weizentoastbrot	257	1075	4,5	0,6	0
Weizenvollkornbrot	199	833	1,0	0,4	0
Baguette	270	1130	0,7	0,4	0
Knäckebrot	318	1331	1,5	0,3	0
Laugenbrezel	239	1000	1,8	0,5	+
Mehrkornbrot	230	962	1,6	0,8	+
Pumpernickel	182	762	1,0	0,5	0
Vollkorn-Sonnenblumenbrot	244	1021	3,9	2,1	0

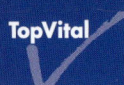
GETREIDE UND GETREIDEERZEUGNISSE

Lebensmittel (pro 100 g verzehrbarer Anteil)	Kilokalorie (kcal)	Kilojoule (kJ)	Gesamtfett (g)	mehrfach ungesättigte Fettsäuren (g)	Cholesterin (mg)
Cerealien (Müsliflocken)					
Cornflakes	352	1473	1,0	+	0
Frosties	379	1586	0,5	+	0
Früchtemüsli, ohne Zucker	363	1519	8,8	2,7	0
Kleieflocken, gezuckert	247	1033	3,0	0,2	0
Müslimischung i. D.	394	1649	10,0	+	0
Sechskornmüsli ohne Zucker	375	1569	9,6	–	0
Schokomüsli i. D.	399	1669	11,5	4,2	0
Vielkornmüsli ohne Zucker	380	1590	9,5	–	0
Teigwaren und Nudeln					
Eierteigwaren (Nudeln), roh	347	1452	3,0	0,9	94
Spaghetti, eifrei (ital.), roh	362	1515	1,2	0,1	0
Vollkornnudeln, eifrei, roh	343	1435	3,0	0,3	0
Teigwaren, eifrei, roh	362	1515	1,2	0,1	0

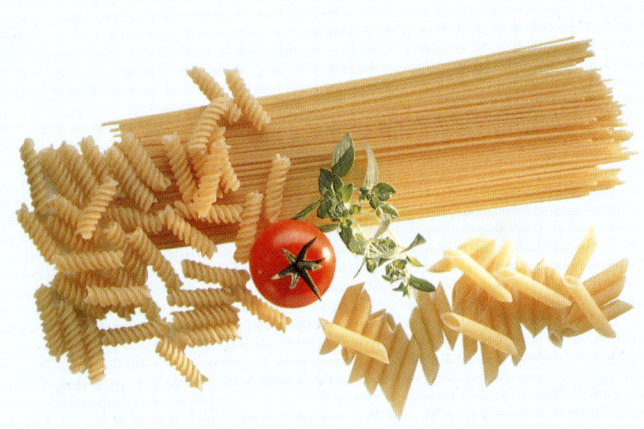

Zeichenerklärung: +) in Spuren   –) keine Daten   i. D.) im Durchschnitt

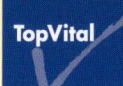

HÜLSENFRÜCHTE*

Lebensmittel (pro 100 g verzehrbarer Anteil)	Kilokalorie (kcal)	Kilojoule (kJ)	Gesamtfett (g)	mehrfach ungesättigte Fettsäuren (g)	Cholesterin (mg)
Adzukibohne, trocken	351	1469	0,3	–	0
Alfalfasprossen, frisch	34	142	0,7	–	0
Bohnen, weiß, trocken	294	1231	1,6	0,95	0
Bohnensprossen, frisch	37	155	0,7	–	0
Erbsen, grün und gelb, trocken	272	1138	1,4	0,8	0
Kichererbsen, trocken	275	1151	3,4	1,5	0
Kichererbsensprossen, frisch	153	640	0,7	–	0
Kidneybohne, trocken	275	1151	1,7	–	0
Limabohne, trocken	286	1197	1,1	0,8	0
Linsen, trocken	310	1297	1,4	0,65	0
Mungbohne, trocken	292	1222	1,1	0,36	0
Saubohne, trocken	309	1293	2,0	–	0
Sojabohne, trocken	323	1351	18,1	9,7	0
Sprossen	49	205	1,2	–	0
Sojafleisch, trocken i. D.	249	1042	2,2	0,5	0
Sojakäse (Tofu)	85	356	5,0	2,0	0
Sojamehl, vollfett	347	1452	20,6	12,0	0
Sojawurst i. D.	313	1310	27,3	6,5	0

Zeichenerklärung: +) in Spuren   –) keine Daten   i. D.) im Durchschnitt

*) Von getrockneten Hülsenfrüchten lassen sich gut Sprossen ziehen. 1 Eßlöffel Hülsenfrüchte ergibt 2 bis 3 Eßlöffel Keimlinge, 10 g getrocknete Bohnen, Erbsen und Linsen also ca. 25 g ihrer Sprossen. Der Kaloriengehalt dieser Mengen Sprossen entspricht dem von 10 g trockenen Hülsenfrüchten. Die Nährstoffrelationen verschieben sich durch den Keimprozeß, der Vitamingehalt nimmt zu. Exakte Daten hierzu liegen derzeit leider nicht vollständig vor.

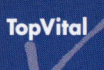

PILZE*

Lebensmittel (pro 100 g verzehrbarer Anteil)	Kilokalorie (kcal)	Kilojoule (kJ)	Gesamtfett (g)	mehrfach ungesättigte Fettsäuren (g)	Cholesterin (mg)
Austernpilz	24	100	0,5	0,1	0
Birkenpilz	20	84	0,6	+	0
Butterpilz	25	105	0,4	+	0
Champignon, frisch	15	63	0,3	0,15	0
in Dosen	12	50	0,3	+	0
Chin. Pilze (Shiitake), frisch	32	134	0,3	+	0
getrocknet	324	1356	3,4	+	0
Hallimasch	32	155	0,7	+	0
Morchel, Speise-	27	113	0,5	+	0
Pfifferling, frisch	12	50	0,5	+	0
getrocknet	120	502	2,2	+	0
in Dosen	12	50	0,6	+	0
Reizker	27	113	0,7	+	0
Rotkappe	25	105	0,8	+	0
Steinpilz, frisch	17	71	0,4	+	0
getrocknet	282	1180	3,6	+	0
Trüffel	56	234	0,5	+	0

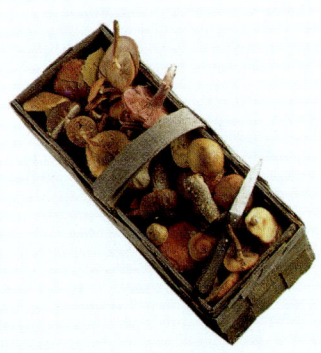

Zeichenerklärung: +) in Spuren   –) keine Daten

*) Alle Pilze kann man trocknen. Pauschal rechnet man, daß 100 g frische Pilze etwa 10 g getrocknete Pilze ergeben. So kann man den Kaloriengehalt und den Fettgehalt bei getrockneten Pilzen leicht selbst errechnen, wenn er in Tabellen nicht aufgeführt ist.

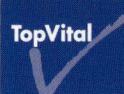

GEMÜSE, SALATE, KRÄUTER, GEMÜSEPRODUKTE*

Lebensmittel (pro 100 g verzehrbarer Anteil)	Kilokalorie (kcal)	Kilojoule (kJ)	Gesamtfett (g)	mehrfach ungesättigte Fettsäuren (g)	Cholesterin (mg)
Artischocke, roh	22	92	0,1	+	0
Aubergine, roh	17	71	0,2	+	0
Bambussprossen	17	71	0,3	–	–
Blattsellerie, roh	23	96	0,2	+	0
Bleichsellerie (Stauden-), roh	15	63	0,2	+	0
Blumenkohl, roh	23	96	0,3	0,1	0
gekocht	18	75	0,2	+	0
TK-Ware	22	92	0,2	+	0
Bohnen, grün, roh	35	146	0,2	+	0
gekocht	27	113	0,3	+	0
in Dosen	23	96	0,1	+	0
Brennessel	12	50	+	+	0
Brokkoli, roh	24	100	0,2	+	0
gekocht	22	92	0,2	+	0
Brunnenkresse	17	71	0,3	+	0
Cassave	137	573	0,2	–	0
Chicoree, roh	16	67	0,2	+	0
Chinakohl, roh	11	46	0,3	+	0
Dill, frisch	60	251	3,0	+	0
Eisbergsalat	10	42	+	+	0
Endiviensalat	12	50	0,2	+	0
Erbsen, grün, roh	69	289	0,4	+	0
gekocht	68	285	0,5	+	0
TK-Ware	73	305	0,5	+	0
in Dosen	56	234	0,4	+	0
Feldsalat	12	50	0,4	+	0
Fenchelknolle, roh	24	100	0,3	+	0
Fenchelkraut	41	172	0,3	+	0
Frühlingszwiebel, roh	25	105	0,3	+	0
Gartenkresse	33	138	1,4	+	0
Grüner Pfeffer, roh	16	67	0,4	–	0
Grünkohl, roh	33	138	0,9	+	0
Gurke, Salat-, roh	13	54	0,2	+	0
Gurke, Salz-, Dill-	25	105	0,2	+	0
Ingwerwurzel, frisch	61	255	0,8	–	0

GEMÜSE, SALATE, KRÄUTER, GEMÜSEPRODUKTE*

Lebensmittel (pro 100 g verzehrbarer Anteil)	Kilokalorie (kcal)	Kilojoule (kJ)	Gesamtfett (g)	mehrfach ungesättigte Fettsäuren (g)	Cholesterin (mg)
Kartoffel, roh	71	297	0,1	0,1	0
gekocht mit Schale	70	293	+	+	0
geröstet	121	506	1,0	+	0
Chips	539	2255	39,4	+	0
Pommes frites	264	1105	14,5	+	0
Kerbel	50	209	0,4	+	0
Knoblauchzehe, roh	135	565	0,1	+	0
Knollensellerie, roh	18	75	0,3	+	0
Kohlrabi, roh	25	105	0,1	+	0
Kohlrübe, roh	35	146	0,2	0,1	0
Kopfsalat	12	50	0,2	+	0
Kürbis, roh	25	105	0,1	+	0
Löwenzahnblatt	45	188	0,6	+	0
Maiskorn in der Dose	110	460	1,5	–	0
Mangold, roh	14	59	0,3	+	0
Maniok	132	552	0,2	+	0
Meerrettich, roh	61	255	0,3	+	0
Möhre (Karotte), roh	27	113	0,2	0,1	0
gekocht	18	75	0,2	–	0
in Dosen	30	126	0,3	0,1	0
Paprikaschote, roh	20	84	0,3	+	0
gedünstet	19	80	0,3	+	0
Pastinake, roh	22	92	0,4	+	0
Petersilienblatt	50	209	0,4	+	0
Petersilienwurzel, roh	40	167	0,5	0,3	0
Porree (Lauch), Blätter, roh	25	105	0,3	+	0
Knolle, roh	26	109	0,3	+	0
Portulak, roh	26	109	0,3	+	0
Radieschen	13	54	0,1	+	0
Rettich	13	54	0,2	+	0
Rhabarber, roh	13	54	0,1	+	0
Römersalat	20	84	+	+	0
Rosenkohl, roh	38	159	0,3	0,2	0
gekocht	30	126	0,3	0,2	0

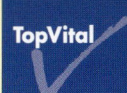
GEMÜSE, SALATE, KRÄUTER, GEMÜSEPRODUKTE*

Lebensmittel (pro 100 g verzehrbarer Anteil)	Kilokalorie (kcal)	Kilojoule (kJ)	Gesamtfett (g)	mehrfach ungesättigte Fettsäuren (g)	Cholesterin (mg)
Rote Bete, roh	41	172	0,1	+	0
gekocht	25	105	0,1	+	0
Rotkohl (Blaukraut), roh	21	88	0,2	0,1	0
Sauerampferblatt	23	96	0,4	+	0
Sauerkraut	16	67	0,3	–	0
Schnittlauch	27	113	0,7	+	0
Schwarzwurzel, roh	16	67	0,4	+	0
gekocht	17	71	0,4	+	0
Spargel, roh	18	73	0,1	+	0
gekocht	13	54	0,1	+	0
Spinat, roh	15	63	0,3	+	0
gekocht	12	50	0,3	+	0
TK-Ware	12	52	0,3	+	0
Squash	47	197	0,2	+	0
Süßkartoffel (Batate), roh	108	452	0,6	+	0

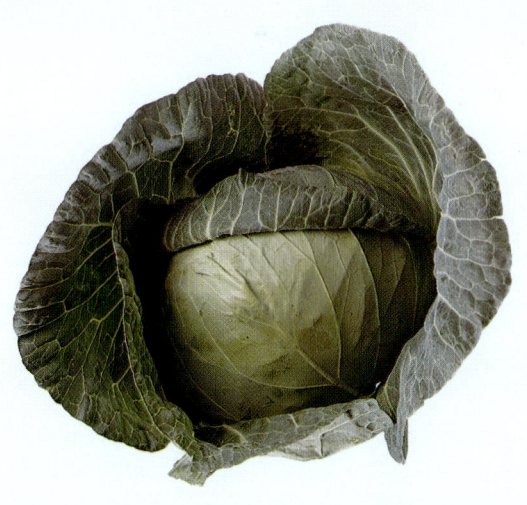

GEMÜSE, SALATE, KRÄUTER, GEMÜSEPRODUKTE*

Lebensmittel (pro 100 g verzehrbarer Anteil)	Kilokalorie (kcal)	Kilojoule (kJ)	Gesamtfett (g)	mehrfach ungesättigte Fettsäuren (g)	Cholesterin (mg)
Taroknolle	104	435	0,3	+	0
Tomate, roh	17	71	0,2	+	0
in Dosen	19	80	0,2	+	0
Mark, gesalzen	50	209	0,5	+	0
Topinambur, roh	29	121	0,4	+	0
Wegerichblatt, roh	119	498	0,2	–	0
Weiße Rübe, roh	25	105	0,2	–	0
Weißkohl (Weißkraut), roh	22	92	0,2	0,1	0
Wirsingkohl, roh	26	109	0,4	+	0
gekocht	25	105	0,4	+	0
Yamknolle	101	423	0,1	+	0
Zucchini	19	80	0,4	+	0
Zuckermais, roh	90	377	1,2	+	0
gedünstet	54	226	1,2	+	0
Zwiebel, roh	28	117	0,3	+	0
getrocknet	200	837	0,9	+	0

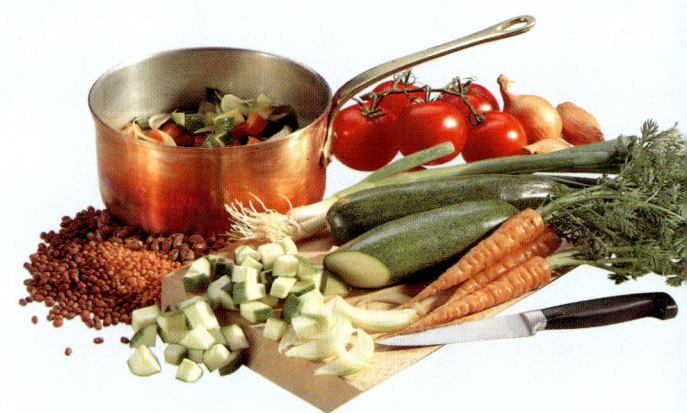

Zeichenerklärung: –) keine Daten   +) in Spuren

*) Falls nicht extra angegeben, beziehen sich alle Angaben bei Gemüse und Salat auf die geputzte, küchenfertige Rohware.

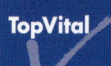

SAMEN, KERNE UND NÜSSE

Lebensmittel (pro 100 g verzehrbarer Anteil)	Kilokalorie (kcal)	Kilojoule (kJ)	Gesamtfett (g)	mehrfach ungesättigte Fettsäuren (g)	Cholesterin (mg)
Cashewnuß	569	2381	42,0	6,9	0
Erdnuß	571	2389	48,1	15,0	0
geröstet	586	2452	49,4	13,8	0
Butter	630	2636	50,0	12,0	0
Erdnußflocken (Flips)	520	2176	28,0	–	0
Ginkgo-Nuß, roh	172	720	1,7	–	0
gekocht	165	690	1,3	–	0
Haselnußkern	643	2690	61,0	10,5	0
Kastanie, Marone	196	820	1,9	–	0
Kokosnuß, Mark	369	1544	36,5	2,8	0
Milch	9	38	0,2	–	0
Raspel	606	2536	62,0	–	0
Kürbiskern	570	2385	50,0	–	0
Leinsamen, ungeschält	375	1569	0,9	21,4	0
Lupinensamen, ungeschält	450	1882	20,0	–	0
Mandelkern	576	2410	54,0	10,1	0
Mohnsamen (Blaumohn)	481	2013	41,0	19,0	0
Macadamianuß	686	2870	73,0	1,3	0
Paranuß	668	2795	67,0	25,0	0
Pekannuß	702	2937	72,0	17,8	0
Pinienkern	674	2820	60,0	–	0
Pistazienkern	598	2502	51,6	6,8	0
Sesamsamen	565	2364	50,0	19,4	0
geröstet	630	2506	54,2	–	0
Sonnenblumenkern, geschält	580	2428	49,0	28,8	0
Walnußkern	666	2787	62,0	40,9	0

Zeichenerklärung: –) keine Daten

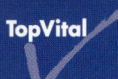
OBST* UND OBSTERZEUGNISSE

Lebensmittel (pro 100 g verzehrbarer Anteil)	Kilokalorie (kcal)	Kilojoule (kJ)	Gesamtfett (g)	mehrfach ungesättigte Fettsäuren (g)	Cholesterin (mg)
Acerolakirsche, roh	16	67	0,2	+	0
Konzentrat, fest	261	1092	1,2	+	0
Saft	22	92	0,3	+	0
Ananas, roh	57	238	0,2	+	0
in Dosen	84	352	0,2	+	0
Saft, ungezuckert	56	234	0,1	+	0
Apfel, ungeschält, roh	54	226	0,6	+	0
getrocknet	264	1105	1,6	+	0
Mus, gezuckert	79	331	0,1	+	0
Saft	47	197	+	+	0
Gelee	257	1075	–	0	0
Apfelsine (Orange), roh	44	184	0,2	+	0
Saft, frisch gepreßt	47	197	0,2	+	0
Saft aus Konzentrat	49	205	0,2	+	0
Marmelade	243	1017	0	0	0
Aprikose, roh	47	197	0,2	+	0
getrocknet	240	1004	0,5	+	0
in Dosen	71	297	0,1	+	0
Konfitüre	258	1079	0	0	0
Nektar	60	251	0,1	0	0
Avocado	223	933	23,5	+	0
Banane, roh	81	339	0,2	+	0
getrocknet (Chips)	326	1364	0,8	+	0

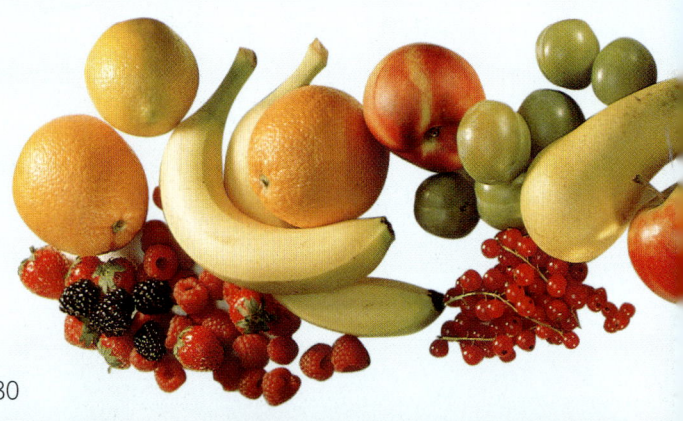

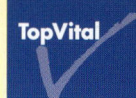

OBST* UND OBSTERZEUGNISSE

Lebensmittel (pro 100 g verzehrbarer Anteil)	Kilokalorie (kcal)	Kilojoule (kJ)	Gesamtfett (g)	mehrfach ungesättigte Fettsäuren (g)	Cholesterin (mg)
Birne, roh	55	230	0,3	+	0
getrocknet	213	892	1,8	+	0
in Dosen	76	318	0,2	+	0
Nektar	55	230	0,2	0	0
Boysenbeere	34	142	+	+	0
Brombeere, roh	49	205	1,0	+	0
Konfitüre	237	992	0	0	0
Saft	38	159	0,6	+	0
Carissa	50	209	+	–	0
Cherimoya (Anone)	63	264	0,3	–	0
Dattel, getrocknet	273	1142	0,5	+	0
Ebereschenfrucht	89	372	+	–	0
Erdbeere, roh	33	138	0,5	+	0
in Dosen	77	322	0,2	+	0
TK-Ware	33	138	0,4	+	0
Konfitüre	234	979	0	0	0
Feige, frisch, roh	60	251	0,4	+	0
kandiert	296	1238	0,2	+	0
getrocknet	243	1017	1,3	+	0
Granatapfelkerne	78	326	0,8	–	0
Saft, frisch, roh	69	287	+	–	0

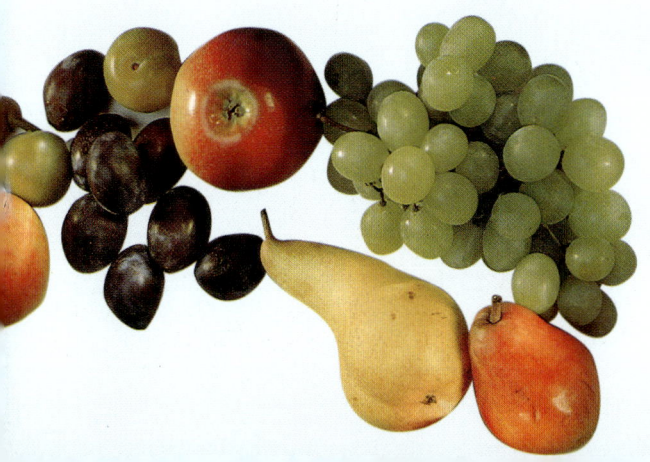

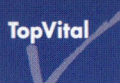
OBST* UND OBSTERZEUGNISSE

Lebensmittel (pro 100 g verzehrbarer Anteil)	Kilokalorie (kcal)	Kilojoule (kJ)	Gesamtfett (g)	mehrfach ungesättigte Fettsäuren (g)	Cholesterin (mg)
Grapefruit, roh	43	180	0,2	+	0
Saft, frisch gepreßt	41	172	0,1	+	0
Saft in Dosen, ungezuckert	48	201	0,1	+	0
Guave, frisch, roh	38	159	0,8	+	0
in Dosen mit Sirup	67	280	+	–	0
Hagebutte, Fleisch u. Schale	89	372	0,7	+	0
Konfitüre (Hiffenmark)	257	1975	+	0	0
Heidelbeere, Wald-, roh	38	159	0,6	+	0
im Glas, ungezuckert	24	100	0,4	+	0
im Glas, gezuckert	81	339	0,5	+	0
Konfitüre	243	1017	0	0	0
Kulturheidelbeere	83	347	0,5	+	0
Himbeere, roh	32	134	0,4	+	0
im Glas, ungezuckert	26	109	0,1	+	0
im Glas, gezuckert	76	318	0,3	+	0
Saft, frisch gepreßt	30	126	0	0	0
Sirup	274	1146	0	0	0
Konfitüre	248	1038	0	0	0
Gelee	260	1088	0	0	0
Holunderbeere, schwarz, roh	54	226	1,7	+	0
Saft, ungezuckert	40	167	+	–	0

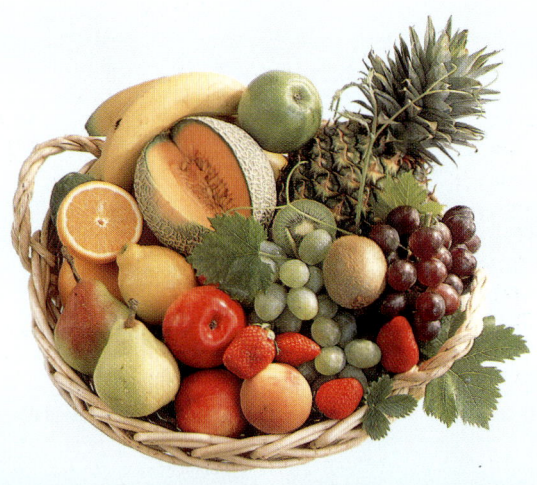

OBST* UND OBSTERZEUGNISSE

Lebensmittel (pro 100 g verzehrbarer Anteil)	Kilokalorie (kcal)	Kilojoule (kJ)	Gesamtfett (g)	mehrfach ungesättigte Fettsäuren (g)	Cholesterin (mg)
Honigmelone, Fruchtfleisch	54	226	0,1	–	0
Jackfrucht	68	285	0,5	–	0
Johannisbeere, rot	33	138	0,2	+	0
Gelee	267	1117	0	0	0
Konfitüre	244	1021	0	0	0
Nektar	56	234	+	+	0
Johannisbeere, schwarz	39	163	0,2	+	0
Nektar	54	226	+	+	0
Johannisbeere, weiß	31	140	+	+	0
Kakifrucht	71	297	0,3	–	0
Kaktusfeige	36	151	0,7	–	0
Kapstachelbeere (Physalis)	92	74	2,7	–	0
Karambole (Sternfrucht)	23	96	0,5	–	0
Kirsche, Süß-, roh	59	247	0,4	+	0
Kirsche, Sauer-, roh	50	209	0,4	+	0
im Glas, gezuckert	83	347	0,2	+	0
Konfitüre	250	1046	0	0	0
Kiwi	50	209	0,6	–	0
Korinthe, getrocknet	266	1113	+	–	0
Litchi	73	305	0,2	–	0
Loganbeere, roh	18	75	+	–	0
in Dosen	107	448	–	–	0
Mandarine, roh	45	188	0,2	+	0
in Dosen, gezuckert	64	268	+	+	0
Saft, ungezuckert	44	184	0,2	+	0
Mango, roh	56	234	0,3	–	0
in Dosen, gezuckert	85	356	+	–	0
Maulbeere, ganze Frucht	39	163	+	–	0
Mirabelle	67	280	0,2	+	0
Mispel, Fruchtfleisch	46	193	+	–	0
Moosbeere	39	163	0,7	+	0
Nektarine	54	226	+	–	0
Olive, grün, mariniert	131	548	13,3	–	0
Olive, schwarz, mariniert	351	1469	35,8	1,3	0
Papaya	13	54	0,1	–	0

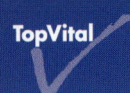

OBST* UND OBSTERZEUGNISSE

Lebensmittel (pro 100 g verzehrbarer Anteil)	Kilokalorie (kcal)	Kilojoule (kJ)	Gesamtfett (g)	mehrfach ungesättigte Fettsäuren (g)	Cholesterin (mg)
Passionsfrucht (Maracuja)	56	234	0,4	–	0
Pfirsich, roh	47	197	0,1	+	0
getrocknet	248	1038	0,7	+	0
in Dosen, gezuckert	75	314	0,1	+	0
Pflaume (Zwetschge), roh	51	213	0,1	+	0
getrocknet (Backpflaume)	236	988	0,6	+	0
im Glas, gezuckert	71	297	0,1	+	0
Konfitüre (Pflaumenmus)	247	1033	+	–	0
Preiselbeere, roh	35	146	0,6	+	0
im Glas, gezuckert	187	782	0,3	+	0
im Glas, ungezuckert	35	146	0,6	+	0
Quitte, roh	38	159	0,3	+	0
Konfitüre	242	1013	0	0	0
Reineclaude	59	247	+	–	0
Rosine, kernlos	287	1201	0,6	–	0
Sanddornbeere, roh	90	377	7,1	+	0
Saft, ungezuckert	44	184	2,3	+	0
Stachelbeere, roh	37	155	0,2	+	0
im Glas, gezuckert	92	385	0,1	+	0
Sultanine	273	1442	+	–	0
Wassermelone	38	159	0,2	+	0
Weintraubenbeere, roh	73	306	0,3	+	0
getrocknet (Rosine)	285	1192	0,5	+	0
Saft	71	297	+	+	0
Zitrone, roh, Fruchtfleisch	40	167	0,5	+	0
Saft	26	109	0,1	+	0

Zeichenerklärung: –) keine Daten   +) in Spuren

*) Wenn nicht anders angegeben, beziehen sich die Werte auf frisches, rohes Obst (verzehrbarer Anteil, ohne Kerne und nichteßbare Schale).

SÜSSWAREN UND SÜSSUNGSMITTEL

Lebensmittel (pro 100 g verzehrbarer Anteil)	Kilokalorie (kcal)	Kilojoule (kJ)	Gesamtfett (g)	mehrfach ungesättigte Fettsäuren (g)	Cholesterin (mg)
Ahornsirup i.D.	270	1130	–	–	0
Apfeldicksaft (Apfelkraut)	262	1096	–	–	0
Apfeldicksaft, ungezuckert	276	1155	–	–	0
Bienenhonig i.D.	325	1360	0	–	0
Birnendicksaft (Birnenkraut)	278	1163	–	–	0
Bonbons, Hartkaramellen	398	1665	–	–	–
Milchkaramellen	404	1690	5,0	0,1	–
Brotaufstrich auf Nußbasis	530	2213	30,0	4,8	–
Fruchtgummi	347	1452	0	–	0
Fruchtwürze (Friate)	354	1481	+	–	0
Fruchtzucker	410	1715	0	–	0
Frutilose	290	1213	0	–	0
Geleefrüchte, perliert	350	1464	0	–	0
Gummibärchen	336	1406	–	–	0
Kakaopulver, fettarm	280	1172	12,0	0,4	–
Kaugummi mit Zucker	322	1347	0	–	0
1 Stück zu 3,3 g	11	46	0	–	0
Kokosflockenkonfekt	457	1912	18,0	0,7	0
Konfitüre i. D.	273	1142	+	0	0
Lakritze	342	1431	0	–	0
Lütticher Delikatesse	275	1151	–	–	0
Marzipan	467	1954	25,0	5,0	0
Nougat	514	2151	24,0	3,1	0
Schaumzucker	372	1556	0	–	0
Schaumzucker-Dragee	391	1636	0	–	0
Schokolade					–
Diabetiker-	461	1929	31,0		–
Halbbitter-	514	2151	30,0	1,1	–
Vollmilch-	541	2264	30,0	0,9	–
mit Haselnuß (20%)	574	2402	36,5	2,7	–
weiß	561	2347	32,0	–	–
Zucker, weiß und braun	410	1715	0	0	0
Zuckerrübensirup	268	1121	0	–	0

Zeichenerklärung: –) keine Daten   +) in Spuren   i.D.) im Durchschnitt

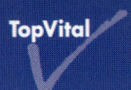

GETRÄNKE

Lebensmittel (pro 100 g verzehrbarer Anteil)	Kilokalorie (kcal)	Kilojoule (kJ)	Gesamtfett (g)	mehrfach ungesättigte Fettsäuren (g)	Cholesterin (mg)
Getränke ohne Alkohol					
1. Getränke auf Fruchtbasis, süße Erfrischungsgetränke					
Apfelsaft, Handelsware	46	193	0,1	+	0
Apfelsaft, fruchttrüb	48	201	–	+	0
Apfel-Acerola-Saft	46	193	0,4	+	0
Apfelsinensaft (Orangensaft)	39	163	+	+	0
Apfelsinensaft, Handelsware	43	180	0,2	+	0
Colagetränk	58	243	0	0	0
Fruchtsaftgetränke i. D.	51	213	0	0	0
Grapefruitgetränk, Diät-	26	109	0	0	0
Grapefruitsaft, Handelsware	41	172	+	+	0
Johannisbeersaft, schwarz	43	180	0,2	+	0
Limonade i. D.	49	206	0	0	0
Pflaumensaft	69	290	+	+	0
Sauerkirsch-Acerola-Nektar	57	239	0,3	–	0
Traubensaft, Handelsware	65	272	+	+	0
Zitronenlimonade, light	7	29	0	0	0
Zitronensaft, Handelsware	26	109	+	+	0
2. Getränke auf Gemüsebasis*					
Gemüsesaft	13	54	0,07	–	0
Gemüsesaft	14	59	–	–	0
Gemüsesaft	17	71	–	–	0
Gemüsemix	22	92	–	–	0
Karottennektar	29	121	–	+	0
Karottensaft, ungesüßt	22	92	+	+	0
Rote-Bete-Saft	35	147	–	+	0
Sauerkrautsaft	12	50	–	–	0
Spinatsaft	9	38	0,1	+	0
Tomatensaft	17	71	0,1	+	0
Tomatensaft	14	59	0,06	+	0

Zeichenerklärung: –) keine Daten   +) in Spuren   i. D.) im Durchschnitt
*) Die unterschiedlichen Werte für die Nährwertangaben des gleichen Produktes (z.B. Gemüsesaft) beruhen auf den Angaben verschiedener Hersteller.

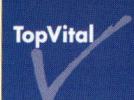

PARTY- UND FREIZEITSNACKS*

Lebensmittel (pro 100 g verzehrbarer Anteil)	Kilokalorie (kcal)	Kilojoule (kJ)	Gesamtfett (g)	mehrfach ungesättigte Fettsäuren (g)	Cholesterin (mg)
Nahrungsmittel					
After Eight,					
1 Täfelchen = 8 g	45	188	1,0	–	–
Ananasring, groß,					
70 g (Dose)	59	247	0,1	–	0
Ananasring, klein,					
35 g (Dose)	30	124	0,1	–	0
Ananasstückchen,					
5 g (Dose)	4	18	+	–	0
Apfelkraut,					1
Hotelportion = 20 g	52	218	–	–	0
Apfelkuchen, Hefeteig,					
1 Stück = 100 g	140	586	3,0		
Apfelkuchen, Rührteig,					
1 Stück = 100 g	270	1130	12,0	–	
Apfelstrudel, 150 g	235	983	7,0	–	–
Apfeltasche, ca. 85 g	245	1025	13,2	–	–
Apfeltorte, gedeckt,					
Mürbteig, 100 g	216	904	7,5	1,9	–
Baiser, 25 g	110	460	0	0	0
Bienenstich, 75 g	220	920	11,0	–	–
Big Mäc, ca. 200 g	534	2234	28,8	–	–
Biskuitrolle mit					
Erdbeersahne, 60 g	130	544	7,0	–	–
Bockwurst, 115 g (Dose)	319	1333	29,1	–	115
mit Brötchen	455	1904	29,9	+	115
Bratwurst (Kalb), 80 g	213	891	20,0	–	80
mit Brötchen	349	1460	20,9	+	80
Bratwurst, Nürnberger, 35 g	104	436	10,1	1,2	35
Bratwurst (Schwein), 80 g	238	997	23,0	2,8	80
mit Brötchen	374	1565	24,0	3,0	80
Butter,					
1 Hotelportion = 20 g	151	631	16,6	0,6	48
Buttercremetorte					
i.D.,120 g	410	1715	25,0	–	–
Butterkeks, 10 g	42	176	1,0	0,1	–

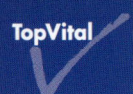

PARTY- UND FREIZEITSNACKS*

Lebensmittel (pro 100 g verzehrbarer Anteil)	Kilokalorie (kcal)	Kilojoule (kJ)	Gesamtfett (g)	mehrfach ungesättigte Fettsäuren (g)	Cholesterin (mg)
Camembert, 45 % F.i.Tr.,					
1 Portion = 61,5 g	173	723	13,4	0,6	31
Cashewkerne, 5 Stück = 4 g	23	95	1,7	0,3	0
Cheeseburger,					
1 Stück = ca. 120 g	318	1331	14,0	–	–
Chefsalat,					
1 Portion = ca. 160 g	104	435	5,6	–	–
Chicken McNuggets,					
kleine Portion, ca. 100 g	260	1088	16,1	–	–
Cocktailkirsche, 3 g	8	33	+	–	0
Cocktailwürstchen					
(Dose), 10 g	30	126	2,0	–	10
Cornichon (Pfeffergürkchen),					
1 Stück = 5 g	1	4	0	0	0
Crème fraîche, 1 EL = 25 g	80	333	8,0	+	24
Donauwellen, 100 g	310	1297	16,0	–	–
Doppelkeks mit					
Schokofüllung, 25 g	130	544	6,0	–	–
Ei, 1/2, gefüllt	65	272	5,0	–	–
Eiscreme, 1 Kugel = 40 g	67	279	4,0	–	–
Erdnüsse, geröstet,					
1 EL = 10 g	59	245	4,9	–	–
Erdnußflips, 10 g	52	218	2,8		
Ferrero Rocher,					
1 Stück = 12 g	75	314	5,0	–	–
Fischmäc, ca. 140 g	410	1715	24,5	–	–
Fleischsalat i. D., 100 g	316	1322	31,5	–	–
Forellenfilet, geräuchert,					
ohne Haut, 70 g	86	360	2,5	–	42
Frankfurter Kranz, 55 g	200	837	12,0	–	–
Frikadelle, 100 g	200	837	14,7	–	–
mit Brötchen* (50 g)	336	1406	15,6	–	–
Fruchtzwerg,					
1 Becher = 50 g	63	262	4,0	–	30
Gewürzgurke, mittelgroß, 25 g	4	17	+	–	0

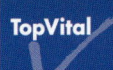

PARTY- UND FREIZEITSNACKS*

Lebensmittel (pro 100 g verzehrbarer Anteil)	Kilokalorie (kcal)	Kilojoule (kJ)	Gesamtfett (g)	mehrfach ungesättigte Fettsäuren (g)	Cholesterin (mg)
Gulaschsuppe, 1 Teller = 250 ml (Dose)	138	575	7,5	0,8	–
Gulaschsuppe, 1 Teller = 250 ml (Tüte)	123	513	6,8	–	–
Hamburger Royal mit Käse, ca. 200 g	510	2134	28,6	–	–
Hamburger, 1 Stück = ca. 100 g	260	1088	9,7	–	–
Hawaii-Toast (Schinken, Ananas, Käse), 115 g	238	996	11,1	+	–
Honig, 1 Hotelportion = 20 g	65	272	0	0	0
Honigmelone, 1 Spalte = 100 g Fruchtfleisch	54	226	0,1	–	0
Kaffeesahne, 12 % Fett, 1 Portion = 10 g	14	57	1,2	+	5
Kartoffelchips, 15 g	81	338	5,9	+	0
Kartoffelsalat mit Essig und Öl, 1 EL = 50 g	54	224	2,6	+	0
Kartoffelsalat mit Gurke und Ei, 1 EL = 50 g	79	328	5,5	+	–

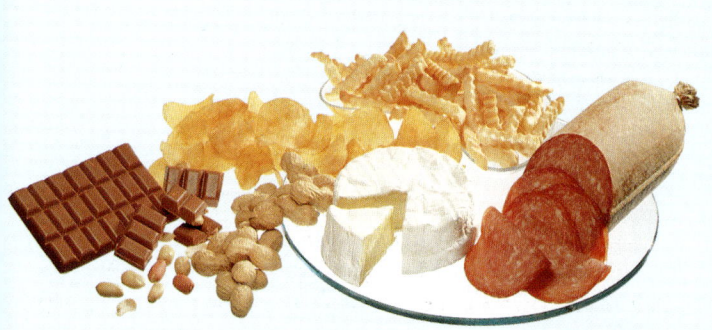

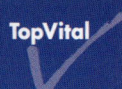

PARTY- UND FREIZEITSNACKS*

Lebensmittel (pro 100 g verzehrbarer Anteil)	Kilokalorie (kcal)	Kilojoule (kJ)	Gesamtfett (g)	mehrfach ungesättigte Fettsäuren (g)	Cholesterin (mg)
Kartoffelsalat mit Mayonnaise, 1 EL = 50 g	120	502	8,0	+	–
Käsekuchen (TK), 100 g	230	965	8,0	0,8	–
Käsesahnetorte, 120 g	315	1318	14,0	–	–
Käse, Edamer, 40 % F.i.Tr., 1 Scheibe = 25 g	76	317	5,6	0,3	13
Käsewürfel (Emmentaler), 10 g	39	163	3,0	0,1	7
Kaviar, russischer, 1 TL = 5 g	12	51	0,8	–	15
Kinderschokolade, 1 Riegel = 12,5 g	75	314	4,0	–	–
Konfitüre, 1 Hotelportion = 20 g	55	228	0	0	0
Knäckebrot, 1 Scheibe = 10 g	32	133	1,5	–	0
Kräcker, 1 Stück = 5 g	20	84	+	–	0
Lachsschinken, 1 Scheibe = 15 g	20	84	1,0	–	10
Laugenbrezel, 1 Stück = 50 g	150	628	3,0	–	0
Löffelbisquit, 1 Stück = 5 g	20	85	0,3	+	–
Mandeln, 10 Stück = 15 g	86	361	8,1	1,5	0
Marmorkuchen, 70 g	265	1109	12,0	–	–
Mars, Schokoriegel, 60 g	275	1151	11,0	–	–
Marzipankartoffel, 1 Stück = 5 g	25	105	1,0	–	0
Matjesfilet, 1 Stück = 70 g	187	782	15,8	3,5	42
Mayonnaise, 80 % Öl, Portionsbeutel = 15 g	113	472	15,8	3,5	21
Mc Rib, ca. 230 g	410	1715	23,0	–	–
Mexicana-Salat, ca. 180 g	81	339	0,9	–	–
Milchschnitte, 30 g	125	523	8,0	–	–
Milchshake, 300 ml, Erdbeere	380	1590	8,8	–	–

PARTY- UND FREIZEITSNACKS*

Lebensmittel (pro 100 g verzehrbarer Anteil)	Kilokalorie (kcal)	Kilojoule (kJ)	Gesamtfett (g)	mehrfach ungesättigte Fettsäuren (g)	Cholesterin (mg)
Milchshake, 300 ml, Schoko	346	1448	10,3	–	–
Milchshake, 300 ml, Vanille	373	1561	8,9	–	–
Milka Lila Pause-Riegel, Alpenmilch, 37 g	194	812	11,5	–	–
Milka Lila-Pause-Riegel, Joghurt Crisp, 37 g	211	883	11,5	–	–
Mixed Pickles, 1 EL = 50 g	10	42	+	–	0
Mousse au chocolat, 75 g	107	448	2,6	–	–
Nuß-Nugat-Creme, 1 Portion = 20 g	106	444	6,0	–	–
Nußtorte, 100 g	420	1757	24,0	–	–
Obstkuchen (Biskuitteig), 130 g	290	1213	14,0	–	–
Obstkuchen (Hefeteig), 100 g	170	711	4,0	–	0
Olive , grün, klein, mit Paprika, 3 g	4	17	0,4	+	0
Olive, grün, groß, mit Paprika, 5 g	7	28	0,7	+	0
Olive, schwarz, 5 g	18	74	1,8	+	0
Paranüsse, 3 Stück = 18 g	53	222	12,1	4,5	0
Perlzwiebel, 3 Stück = 6 g	1	5	–	–	0
Pizza, ganz = 300 g (TK, Salami, Käse)	580	2425	15,0	–	–
Pizza, 1 Viertel = 75 g (TK, Salami, Käse)	145	607	3,8	–	–
Pommes frites, 100 g, ohne Sauce	348	1456	16,2	–	0
mit 20 g Tomatenketchup	369	1546	16,2	–	0
mit 20 g Mayonnaise, 80 % Öl	498	2085	32,5	–	28
Praline i. D., 12 g	55	230	2,0	–	–
Praline, herzförmig, Nuß-Nougat, 6,25 g	35	146	2,2	–	–
Pumpernickel, 1 kleine runde Scheibe, 20 g	36	152	0,2	0,1	0

PARTY- UND FREIZEITSNACKS*

Lebensmittel (pro 100 g verzehrbarer Anteil)	Kilokalorie (kcal)	Kilojoule (kJ)	Gesamtfett (g)	mehrfach ungesättigte Fettsäuren (g)	Cholesterin (mg)
Pumpernickel, 1 normale Scheibe, 50 g	91	381	0,5	0,3	0
Radieschen, 1 Stück = 10 g	1	4	+	+	0
Rollmops, 1 Stück = 50 g	110	460	7,0	–	30
Russisch Ei, 50 g	125	521	11,4	–	–
Sahne-Torte, 1 Stück i. D.	365	1527	25,0	–	–
Salamibrötchen (30 g Belag)*	251	1050	10,9	1,7	26
Salz-Dill-Gurke, 50 g	10	42	+	–	0
Salzmandel, 1,5 g	10	42	1,0	+	0
Salzstangen, 2 Stück = 1 g	4	17	0,5	–	0
Sardellenfilet, 5 g	15	63	1,0	–	–
Scheiblette, 45 % F.i.Tr., 1 Scheibe = 20 g	60	249	4,8	+	11
Schinkenbrötchen (60 g gekochter Schinken)*	226	946	2,7	0,3	51
Schlagsahne, 1 Portion = 50 g	147	613	15,0	0,5	45
Schokopudding mit Sahne, 200 g	322	1347	17,2	–	–
Schokolade, Vollmilch-, 1 Riegel, 20 g	108	453	6,0	+	–
Schwarzwälder Kirschtorte, 140 g	440	1841	20,0	–	–
Senf, mittelscharf, Portionsbeutel = 15 g	12	50	0,4	–	0
Senffrüchte, 1 EL = 25 g	30	126	+	–	0
Softeis mit Karamelsauce, ca. 140 g	205	858	6,4	–	–
Studentenfutter, 1 EL = 20 g	95	397	5,0	–	0
Tiramisu, 1 Becher = 75 g	229	958	13,4	–	–
Toastbrot, 1 Scheibe = 25 g	64	269	1,1	+	0
Tomate, gefüllt mit Fleischsalat, 75 g	90	377	7,5	–	–

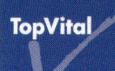

PARTY- UND FREIZEITSNACKS*

Lebensmittel (pro 100 g verzehrbarer Anteil)	Kilokalorie (kcal)	Kilojoule (kJ)	Gesamtfett (g)	mehrfach ungesättigte Fettsäuren (g)	Cholesterin (mg)
Tomatenketchup,					
Portionsbeutel = 20 g	21	90	+	–	0
Tsatsiki, 100 g	222	929	18,9	–	–
Waffelröllchen, gefüllt,					
1 Stück = 8 g	45	190	2,7	–	–
Waldorfsalat,					
1 geh. EL = 50 g	185	774	18,0	–	–
Waldorfsalat, Delikateß-,					
50 g	109	456	9,8	–	–
Walnußkernhälften,					
2 Stück = 4 g	27	111	2,5	1,6	0
Wassermelone, 1 Spalte =					
150 g Fruchtfleisch	53	220	0,3	+	0
Wiener mit Kartoffelsalat					–
100 g Wiener, 200 g Kar-					
toffelsalat mit Mayonn.	776	3248	60,3	+	–

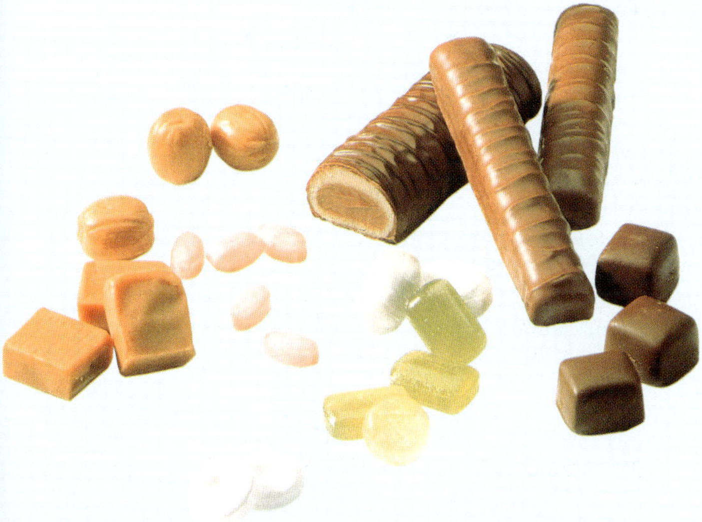

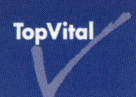

PARTY- UND FREIZEITSNACKS*

Lebensmittel (pro 100 g verzehrbarer Anteil)	Kilokalorie (kcal)	Kilojoule (kJ)	Gesamtfett (g)	mehrfach ungesättigte Fettsäuren (g)	Cholesterin (mg)
Wiener Würstchen,					
1 Paar = 100 g	296	1239	28,3	–	85
Wurstbrötchen					
(60 g Bierschinken)*	237	992	7,8	0,2	51
Wurstsalat mit Essig und Öl,					
150 g	458	1914	42,0	–	–
Yes-Torty, 38 g	175	732	10,0	–	–
Zuckerrübensirup,					
1 Hotelportion = 20 g	54	224	0	0	0
Zwetschgendatschi					
(Hefeteig), 100 g	210	879	10,0	–	0
Getränke*					
1 Glas Apfelsaft, 200 ml	84	352	–	–	0
1 Glas Aprikosennektar,					
200 ml	124	519	–	–	0
1 Glas Ananassaft, 200 ml	100	418	–	–	0
1 Glas Asti Spumante,					
100 ml	88	368	0	0	0
1 Glas Bier, helles, 200 ml	94	393	0	0	0
1 Glas Champagner, 100 ml	83	347	0	0	0
1 Glas Cola, 200 ml	116	485	0	0	0
1 Glas Cola-Whisky, 200 ml	152	636	0	0	0
1 Glas Eierlikör, 2 cl	55	230	1,1	–	51
1 Glas Gin, 2 cl	50	209	0	0	0
1 Glas Gin-Tonic, 200 ml	104	435	0	0	0
1 Glas Ginger Ale, 200 ml	70	293	0	0	0
1 Glas Kirschlikör,					
30 %-Vol, 2 cl	57	239	0	0	0
1 Glas Kirschnektar, 200 ml	126	527	–	–	0
1 Glas Limonade mit					
Süßstoff, 200 ml	14	59	0	0	0
1 Glas Limonade, 200 ml	98	410	0	0	0
1 Glas Obstler,					
45 %-Vol., 2 cl	50	210	0	0	0

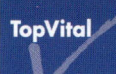

PARTY- UND FREIZEITSNACKS*

Lebensmittel (pro 100 g verzehrbarer Anteil)	Kilokalorie (kcal)	Kilojoule (kJ)	Gesamtfett (g)	mehrfach ungesättigte Fettsäuren (g)	Cholesterin (mg)
1 Glas Orangensaft, 200 ml	46	192	0,4	–	0
1 Glas Pils, 300 ml	129	540	0	0	0
1 Glas Radler, 500 ml	241	1008	0	0	0
1 Glas Rotwein, trocken, schwer, 150 ml	114	477	0	0	0
1 Glas Rotwein, trocken, leicht, 150 ml	98	410	0	0	0
1 Glas Sekt, trocken, 100 ml	75	314	0	0	0
1 Glas Sekt-Orange, 100 ml	88	368	0	0	0
1 Glas Sherry, trocken, 17 %-Vol., 5 cl	85	356	0	0	0
1 Glas Tonic Water, 200 ml	60	251	0	0	0
1 Glas Weißwein, lieblich***, 150 ml	93	389	0	0	0
1 Glas Weißwein, trocken***, 150 ml	104	435	0	0	0
1 Glas Weizenbier, 500 ml	230	962	0	0	0
1 Glas Whisky, 45 %-Vol., 2 cl	48	201	0	0	0
1 Glas Wodka, 40 %-Vol., 2 cl	44	186	0	0	0

Zeichenerklärung: –) keine Daten   +) in Spuren   i. D.) im Durchschnitt
*) siehe hierzu auch die Tabelle »Süßwaren und Süßungsmittel« auf Seite 85.
**) ohne Aufstrichfett
***) siehe hierzu auch die Tabelle »Getränke« auf Seite 86 (Alkoholgehalt beachten).

Hinweis: Die Werte von Fast-Food- , Süßwaren- und Knabberartikeln sowie von einigen Getränken beruhen auf Angaben der marktführenden Hersteller.

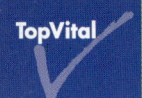

TopVital

Bildnachweis:
IFA-Bilderteam, München, Seite 7, 31; Ketchum PR, München, Seite 11, 56 ; Mosaik Verlag PRISMA-Fotoservice, München, Seite 60, 69, 77; StockFood München, (Walter Pfisterer) Seite 12, (Maximilian Stock LTD) Seite 15, 26, 47, 82, (Walter Cimbal) Seite 18, (S. & P. Eising) Seite 22, 64/65, (Gerhard Bumann) Seite 35, (Rosenfeld Images LTD) Seite 39, 52, 74, (Wolfgang Usbeck) Seite 49, (Bodo A. Schieren) Seite 67, (Ulrike Köb) Seite 72, (Studio R. Schmitz) Seite 78, (Studio Bonisolli) Seite 80/81, (Herbert Maass) Seite 89, (Michael Meisen) Seite 93.

Quellenverzeichnis:
Carlsson, Sonja: Die neue große Tabelle der Kalorien und Nährstoffe, Urania-Verlag, Berlin 1996

Elmadfa et alt.: Die große GU Nährwerttabelle, Gräfe und Unzer-Verlag, München, 1998/1999

Nestlé Deutschland: Kalorien mundgerecht, Umschau-Verlag, Frankfurt/Main, 1995

Renner/Renz-Schauen: Nährwertta-bellen für Milch und Milchprodukte, Verlag Drathen, Gießen, 1994

Souci/Fachmann/Kraut: Lebensmit-teltabelle für die Praxis, Wissen-schaftliche Verlagsgesellschaft Stuttgart, 1991

Außerdem liegen bei zahlreichen Fertigprodukten die Angaben der marktführenden Hersteller zugrunde.

© 1999 Mosaik Verlag München in der Verlagsgruppe Bertelsmann GmbH / 5 4 3 2 1

Lektorat: Dr. Reitter & Partner Verlag GmbH, Vaterstetten
Design: Gowers Elmes, London
Umschlaggestaltung:
Design Team München
Umschlagfoto:ZEFA/H. G. Rossi
Satz: Dr. Reitter & Partner Verlag GmbH, Vaterstetten
Druck: Alcione, Trento
Bindung: Ecoprint, Lavis-Trento
Printed in Italy
ISBN 3-576-11325-8